Janneth Nieto Chila

La alimentación influye en la reducción del cáncer de mama etapa I

Janneth Nieto Chila

La alimentación influye en la reducción del cáncer de mama etapa I

En mujeres de 45 a 65 años en el período del primer trimestre de enero y agosto del 2022 del hospital de clínicas

Editorial Académica Española

Imprint
Any brand names and product names mentioned in this book are subject to trademark, brand or patent protection and are trademarks or registered trademarks of their respective holders. The use of brand names, product names, common names, trade names, product descriptions etc. even without a particular marking in this work is in no way to be construed to mean that such names may be regarded as unrestricted in respect of trademark and brand protection legislation and could thus be used by anyone.

Cover image: www.ingimage.com

Publisher:
Editorial Académica Española
is a trademark of
Dodo Books Indian Ocean Ltd. and OmniScriptum S.R.L publishing group

120 High Road, East Finchley, London, N2 9ED, United Kingdom
Str. Armeneasca 28/1, office 1, Chisinau MD-2012, Republic of Moldova, Europe
Printed at: see last page
ISBN: 978-3-659-03201-1

LA ALIMENTACIÓN INFLUYE EN LA REDUCCION DEL CÁNCER DE MAMA ETAPA I EN MUJERES DE 45 A 65 AÑOS EN EL PERIODO DEL PRIMER TRIMESTRE DE ENERO A AGOSTO DEL 2022 EN EL HOSPITAL DE CLÍNICAS

Autor: MSC. Janneth Nieto Chila

Septiembre – 2022

La Paz – Bolivia

A Dios porque hasta ahora siempre me a acompañado y bendecido.

A mi Madre que siempre está apoyándome, brindándome el apoyo y el amor en todo este tiempo.

autor (a) MSC. Janneth Nieto Chila

AGRADECIMIENTOS

Por medio de estas líneas quiero expresar mi más sincera gratitud a mi madre Teodora Chila Cuellar por el apoyo que me brindo en todos estos años.

A mis hermanos en reconocimiento a lo mucho que han hecho por mí.

Dra. Raquel Orellana Bioquímica gracias por ser su alumna y gracias por todo el conocimiento transmitido y a confiar en este trabajo que es el beneficio de muchos pacientes.

Muchas gracias

autor (a) MSC. Janneth Nieto Chila

ÍNDICE DE GRÁFICOS, CUADROS

ÍNDICE DE GRÁFICOS

ÍNDICE DE CUADROS

RESUMEN

El cáncer de mama es una enfermedad que afecta mayormente a mujeres de 45 a 65 años y que produce una protuberancia en el seno afectado, debido que los ganglios linfáticos axilares se inflaman.

El estudio tuvo el propósito de determinar el efecto de la alimentación en el cáncer de mama.

La metodología utilizada fue correlacional, cuasi experimental ya que se trabajará con el paciente ya que se le dará una dieta estricta, longitudinal para ver los cambios en el tratamiento dietoterapico.

La muestra seleccionada fueron mujeres de 45 a 65 años de edad. Para la recolección de datos se aplicó un cuestionario y anamnesis nutricional pre codificado. El instrumento fue elaborado por la autora quien realizo la prueba piloto en una población de características semejantes a las definidas para la unidad de análisis.

Los datos se presentaron en tablas, gráficos en tortas y barras para su mejor estudio para suponer como se podrá cambiar su estilo de alimentación en la paciente.

Concluyendo y también relacionando con la hipótesis se logró tener los resultados esperados que se mejorara el estilo de vida a través de la alimentación tomando en cuenta su estado nutricional para mantener en un buen peso óptimo logrando un buen equilibrio nutricional. Tomando en cuenta sus análisis de laboratorio, histológico para la reducción del carcinoma según la dieta prescripta.

Para logar estos resultados esperados se deberá trabajar en equipo médico, enfermera, nutricionista para que el paciente vaya recuperándose o la prolongación del tiempo de vida.

ABSTRACT

Breast cancer is a disease that mainly affects women between 45 and 65 years of age and that produces a lump in the affected breast, due to the axillary lymph nodes becoming inflamed.

The purpose of the study was to determine the effect of diet on breast cancer.

The methodology used was correlational, quasi-experimental since it will work with the patient since he will be given a strict, longitudinal diet to see the changes in the dietary treatment.

The selected sample was women between 45 and 65 years of age. For data collection, a questionnaire and pre-coded nutritional history were applied. The instrument was developed by the author who carried out the pilot test in a population with characteristics similar to those defined for the unit of analysis.

The data was presented in tables, pie charts and bars for better study to suppose how the patient's eating style could be changed.

Concluding and also relating to the hypothesis, it was possible to have the expected results that lifestyle was improved through food, taking into account their nutritional status to maintain a good optimal weight, achieving a good nutritional balance. Taking into account his laboratory, histological analysis for the reduction of carcinoma according to the prescribed diet.

To achieve these expected results, work must be done as a medical team, a nurse, a nutritionist so that the patient recovers or prolongs life.

Glosario de contenidos

INTRODUCCIÓN

Según American Cáncer Society. Para el año 2016, los cálculos de la Sociedad Americana Contra El Cáncer para este cáncer en los Estados Unidos son:

Alrededor de 246,660 nuevos casos de cáncer de seno invasivo serán diagnosticados en mujeres de este país; Alrededor de 61,000 nuevos casos de carcinoma in situ serán diagnosticados (el CIS no es invasivo y es la forma más temprana de cáncer de seno); Alrededor de 40,450 mujeres morirán de cáncer de seno

El cáncer de seno se origina cuando las células en el seno comienzan a crecer en forma descontrolada. Estas células normalmente forman un tumor que a menudo se puede observar en una radiografía o se puede palpar como una protuberancia. El tumor es maligno si las células pueden crecer penetrando los tejidos circundantes o propagándose a áreas distantes del cuerpo. El cáncer de seno ocurre casi exclusivamente en las mujeres, pero los hombres también lo pueden padecer.

Las células de casi cualquier parte del cuerpo pueden convertirse en cáncer y pueden extenderse a otras áreas del cuerpo.

Entre varios tratamientos que existe y que se está descubriendo se trata de reducir el carcinoma para poder coadyuvar al paciente para su mejoramiento.

En el plan nutricional que se quiere incorporar tratará de ayudar a reducir el carcinoma, juntamente con los tratamientos que se está realizando, así habrá un buen mejoramiento y también ayudando a prolongar su tiempo de vida o mejorar.

1.1. Antecedentes

La incidencia de cáncer de mama aumenta con la edad. Antes de los 20 años es excepcional. Se calcula un riesgo de 1 en 20.000 para mujeres menores de 25 años que se eleva hasta 1 en 9 para mujeres de 85 y más años. El riesgo de desarrollar cáncer de mama entre los 20 y 40 años es de 0,49% y llega a 5,5% entre los 65 y 85 años. En la Unidad de Patología Mamaria del Hospital Clínico San Borja Arriarán Chile 65% de los cánceres de mama ocurre en mujeres entre 35 y 65 años destacándose mayor frecuencia en el grupo de mujeres de 40 a 50 años

En la Unidad de Patología Mamaria del Hospital San Borja Arriarán se analizó el motivo de consulta de cada mujer al momento del diagnóstico de cáncer mamario constatándose que en 76% de los casos fue la propia mujer que se autodetectó el tumor mamario y solo en 14% de las mujeres, el tumor se pesquisó en examen de control de rutina. Las otras razones de consulta fueron retracción o derrame del pezón y dolor mamario. (Peralta, 2002; pág. 2). En muchos casos las mujeres acuden a la consulta cuando ya ha avanzado la enfermedad y hay complicaciones en su salud.

Las mujeres de Cuba con la menarquia precoz y la menopausia tardía constituyen factores de riesgo para el desarrollo del cáncer de mama. En este estudio, el 22 % de las pacientes presentaron su menarquia antes de los 12 años. Pérez informa el 46 % en pacientes con afecciones de mama diagnosticadas por pesquisaje, cifra que duplica la de este estudio. El antecedente de menopausia tardía solo estuvo presente en el 10,5 % de las pacientes menopáusicas de este estudio. Pérez encontró el 31,4 % de menopausia tardía en pacientes que tenían afecciones mamarias. El estímulo estrogénico es un promotor del cáncer de mama, y, por lo tanto, el incremento en la duración total de la vida menstrual supone un incremento en el riesgo de padecer de cáncer de mama.

La opción quirúrgica para tratar el tumor primario incluye la cirugía preservadora del seno más radioterapia, la mastectomía con reconstrucción y la mastectomía sola. Siempre se efectúa una disección de ganglios linfáticos axilares con fines pronósticos, tanto en la serie presentada como en las pruebas aleatorias prospectivas revisadas se ha documentado suficientemente que los resultados en cuanto a supervivencia son equivalentes. (Mora, Sánchez, 2004; pág. 3). Al pesar que el tratamiento contra el cáncer es agresivo, ya hay nuevos tratamientos en el cual es el trasplanté de células madres, terapia hormonal, las cuales ayudan a la reducción del carcinoma.

En cuanto a la variedad histológica, el cáncer de mama más frecuente fue el del conducto mamario, con 68 % para el infiltrativo y 20 % para el no infiltrativo. Estos resultados coinciden totalmente con otros autores. En relación al tipo de tratamiento, la cirugía conservadora tuvo la misma supervivencia que la radical, pero el primer añade el componente psicológico y el estético que significan mucho para la calidad de vida de la mujer.

Con relación a la supervivencia en años vemos que el mayor porcentaje lo tienen las que tuvieron una sobrevida alrededor de 5 años y resultados semejantes han sido encontrados por otros autores.

Se concluye que el grupo de edades comprendidas entre los 45 y 59 años fue el más afectado. Los mayores factores de riesgo fueron la poca paridad y menos de 4 meses de lactancia materna. De las etapas clínicas, los principales grupos lo ocuparon los de las etapas I y II. La variedad histológica más frecuente fue el carcinoma del conducto mamario. La cirugía conservadora ocupó el principal método terapéutico. La supervivencia del grupo de estudio está alrededor de los 5 años. (Martínez, 2006; pág. 2). En cuanto a la detección temprana del cáncer se puede realizar los tratamientos oportunos lo cual ayuda a una mejor calidad de vida.

El consumo de verduras, frutas y vitaminas antioxidantes de la población estudiada supera los valores descritos en la población adulta de la Región Metropolitana. Ello es especialmente evidente en retinol y vitamina C, donde la ingesta prácticamente duplica el consumo informado anteriormente. Dado que en este estudio se utilizó una encuesta de tendencia de consumo, que en general tiende a sobreestimar la ingesta, el dato debe ser interpretado con cautela.

La metodología de análisis estadístico tiene importancia en los resultados obtenidos. Habitualmente en los análisis de regresión logística la variable de exposición se presenta en categorías, utilizando un punto de corte que es definido en forma arbitraria (cuartiles, terciles). Los resultados suelen cambiar en forma significativa en función del punto de corte adoptado. En este caso hemos analizado las variables de exposición en forma continua, lo que es más adecuado desde el punto de vista estadístico para demostrar las asociaciones con la variable dependiente.

No se demostró un efecto protector asociado a un mayor consumo de verduras, frutas o antioxidantes naturales, concordando con los resultados de algunos estudios. Tampoco se observó una asociación con la preferencia por los alimentos grasos, aunque esta variable es difícil de evaluar a través de encuestas. Se confirmó en cambio un mayor riesgo asociado a la presencia de obesidad, que ha sido demostrado en diversos estudios. Sin embargo, el diseño utilizado en el presente estudio no permite establecer causalidad, ya que es posible que otra variable no identificada explique la variación conjunta de ambos factores. Los análisis univariados también señalaron un mayor riesgo asociado al consumo de alcohol, demostrado en otros estudios. El único factor protector observado fue la multiparidad, variable que no es posible modificar con fines preventivos.

De los resultados no es posible inferir si la prevención de la obesidad pueda tener algún efecto en reducir el riesgo de cáncer de mama. Sin embargo, dada su reconocida asociación con otras enfermedades crónicas no transmisibles, parece una meta deseable. Considerando los pobres resultados que se obtienen para controlar la obesidad en la población adulta, el mayor esfuerzo debe orientarse a la promoción de la salud desde las primeras etapas de la vida. (Atalah E., Urteaga C., 2000; pág. 2). En algunas investigaciones también refiere que el incremento del cáncer es dado por el alto consumo de carbohidratos simples, también la proteína de alto valor biológico, dado a esto se planteó una dieta vegetariana para los pacientes con cáncer.

La investigación sobre dieta y CM conducida en diferentes países de Latinoamérica ha contribuido al estado del arte y muestra en particular el efecto protector de los vegetales y frutas, el pescado, la fibra, la vitamina B12 y el folato, varios fitoestrógeno, el licopeno y las grasas poliinsaturadas, además del incremento del riesgo potencial de la elevada ingestión calórica, el consumo de carnes rojas, carnes procesadas, la forma de preparación de las carnes, leche y algunos productos lácteos, grasas saturadas y sacarosa, además de compuestos secundarios como las aminas heterocíclicas.

En contraste con otros cánceres, para los cuales es posible la prevención primaria a través de vacunas (cáncer cervicouterino, hepático) o eliminación del tabaco (cáncer de pulmón), la prevención primaria del CM es aún poco factible, en parte debido al conocimiento parcial de los determinantes modificables (esto es, dieta y ejercicio) que lo producen y en su caso el gran reto poblacional que conlleva el cambio de los hábitos dietéticos y la actividad física. Por lo anterior, es evidente la necesidad de incrementar el conocimiento acerca de los factores de riesgo de dicho tumor y fortalecer la prevención secundaria, es decir, el diagnóstico temprano, que por el momento es la alternativa factible. (Torres L., Galván M., 2009, pág.; 3). Una buena alimentación sana y equilibrada con el consumo suficiente de agua y actividad física ayuda a prevenir varios tipos de enfermedades.

2. Situación problemática

Se ha observado e investigado que el cáncer de mama se da por la falta de prevención en algunas mujeres, se produce por el exceso consumo de grasas saturadas, causas genéticas, la falta de actividad física, mala alimentación también las cantidades exageradas de los alimentos y el consumo de los alimentos en deshora, la edad, la falta de lactancia materna, raza o etnia de la mujer, la menopausia temprana o tardía, la situación psicológica de la mujer. Son los factores de mayor riesgo donde se puede originar el cáncer de mama, se ha demostrado en estudios científicos que estas causas son las que más prevalece.

De acuerdo a estos factores que causan el cáncer de mama etapa I, en el cual se implementará dietas terapéuticas vegetarianas que influye a un gran cambio al estilo de alimentación para la reducción del carcinoma favoreciendo una mejor calidad de vida al paciente en el tratamiento de la quimioterapia, radioterapia, cirugía, etc., así mismo la paciente tendrá una amplia selección de alimentos variados que se basan exclusivamente para el cáncer.

El desconocimiento de la población sobre las consecuencias del cáncer de mama etapa I, que puede llegar a avanzar hasta las consecuencias fatales como la muerte, porque el cáncer de mama en estadios más avanzados no tiene cura. Esto se debe que en nuestra población no tiene una buena alimentación y tiene un efecto al incremento del carcinoma para ello se determinara una alimentación vegetariana para la reducción del carcinoma para el tratamiento del cáncer de mama etapa I.

3. Formulación del problema

¿De qué manera influye el estilo de alimentación en la reducción del cáncer de mama etapa I en mujeres de 45 a 65 años en el periodo del primer trimestre de enero y agosto del 2022 en el hospital de clínicas?

4. Objetivo general

Determinar el efecto de la alimentación, en mujeres de 45 a 65 años con cáncer de mama en el periodo del primer trimestre de enero y agosto de 2022 en el hospital de clínicas

4.1. Objetivo especifico

1.- Identificar los aspectos nutricionales en el grupo de pacientes con cáncer de mama de acuerdo a su peso, talla, edad, actividad física, ámbito socio cultural

2.- Diseñar el plan alimentario de acuerdo a las deficiencias nutricionales de la paciente.

3.- Realizar el seguimiento de los menús prescriptos a las pacientes para evidenciar el mejoramiento.

5. Justificación

En Bolivia se diagnostican 11 mil nuevos casos de cáncer por año, de estos, alrededor de 7.500 afectan a mujeres, de esta cifra un 16 a 17% están relacionados al cáncer de mama y estas cifras aumentan cada año de esta manera al estudiar profundamente los factores de riesgo que afecta la prevención del cáncer de mama donde se contribuirá en la implementación de una alimentación vegetariana para la reducción del carcinoma.

La presente investigación es novedosa y de actualidad ya que se enfoca en que la alimentación influye en el mejoramiento del cáncer de mama etapa I, ya que se ha evidenciado en algunos estudios que una alimentación vegetariana influye de gran manera en el mejoramiento y el comportamiento de las células cancerígenas, para ello se diseñó tipos de dietas y menús de acuerdo a las deficiencias nutricionales que tiene la paciente en la etapa del tratamiento y post tratamiento médico.

El hospital de Clínicas no existe dietas vegetarianas exclusivamente para los pacientes con cáncer de mama y este proyecto está dirigido para brindar una alimentación enfocada para el cáncer de mama enfocando en la frecuencia alimentaria, en los hábitos alimentarios de las pacientes con cáncer.

Por esta razón es de prioridad de trabajar en un tipo de dieta para la reducción del carcinoma en un enfoque social para fortalecer la salud de las pacientes que sufren cáncer de mama etapa I.

6. Objeto de estudio

Coadyuvar con el tratamiento dieto terapéutico y el efecto de la dieta para el mejoramiento de las pacientes con cáncer de mama en mujeres de 45 y 65 años con el hospital de clínicas.

6.1. Campo de acción

Se implementará el estudio en mujeres que presentan cáncer de mama etapa I, para implementar dietas terapéuticas y mejorar su alimentación del hospital de clínicas.

Alcancé

El alcance de este proyecto será la implantación de dietas terapéuticas para el cáncer de mama etapa I del hospital de clínicas

Limites

La investigación en el país sobre el tema específico es muy poco.

Menor bibliografía ya que no hay dietas terapéuticas exclusivamente para el cáncer de mama.

CAPITULO I

MARCO TEÓRICO

1.1 Definición de cáncer de mama

El cáncer de seno se origina cuando las células en el seno comienzan a crecer en forma descontrolada. Estas células normalmente forman un tumor que a menudo se puede observar en una radiografía o se puede palpar como una protuberancia. El tumor es maligno si las células pueden crecer penetrando los tejidos circundantes o propagándose a áreas distantes del cuerpo. (American cáncer society 2016)

El cáncer de mama generalmente comienza con un incremento inadecuado de una masa en el seno (protuberancia), que crece rápidamente y se esparce al otro seno, también puede comenzar por los ganglios linfáticos y expandirse rápidamente

1.3 Estudio epidemiológico de cáncer de mama

Estos factores son los que influyen mucho en el cáncer de mama según las investigaciones hechas:

- **Sexo:** Solo el 1% de los canceres de mama afectan al hombre
- **Edad:** El diagnóstico es mas en mujeres mayores, es menos frecuente en mujeres de 25 años. A partir de los 61 años seda a mujeres de raza blanca, 56 años en las mujeres hispanas y en los 46 años en las mujeres afroamericanas.
- **Edad de la menarquia:** La menarquia precoz y la menopausia tardía aumenta el riesgo de padecer cáncer de mama
- **Edad en el primer parto de un niño vivo:** El embarazo a partir de los 20 años reduce el riesgo de padecer cáncer que en mujeres que pasan los 35 años pueden llegar a padecer tumores.

- **Familiares de primer grado con cáncer de mama:** La mayor parte del riesgo familiar se deba a los genes

- **Raza/etnia:** El riesgo de que una mujer de 50 años desarrolle un carcinoma invasivo en los 20 años siguientes es aprox. Del 7% para las pacientes de raza blanca, del 5% para las afroamericanas y menos del 4% para las hispanas y nativas de las islas del pacifico y asiáticas. Sin embargo, las mujeres afroamericanas e hispanas suelen presentar tumores malignos más avanzados y una mayor mortalidad, en parte debido a variaciones en los genes de riesgo de cáncer.

- **Exposición a estrógenos:** El tratamiento hormonal posmenopáusico aumenta el riesgo 1.2-1.7 veces, aunque los anticonceptivos orales no lo hacen. La reducción de los estrógenos endógenos mediante ovariectomia o bloqueo hormonal reduce el riesgo de cáncer de mama

- Densidad mamaria, exposición a la radiación y carcinoma del endometrio o de la mama contralateral (posiblemente como reflejo de una exposición prolongada a estrógenos): todos estos trastornos aumentan el riesgo

- **Influencia geográfica:** la incidencia entre 4 y 7 veces mayor de cáncer de mama en E.E. UU y Europa se explica por diferencias culturales en el número de hijos y el momento de la reproducción, la lactancia, la dieta, la obesidad y la actividad física.

- **Dieta:** El consumo importante de alcohol aumenta el riesgo, mientras que parece que la cafeína reduce la incidencia.

El cáncer causa profundas alteraciones metabólicas y fisiológicas que afectan a las necesidades nutricionales de proteínas, hidratos de carbono, lípidos, vitaminas y minerales. Pero, además, los tratamientos antitumorales tienen un significado impacto sobre las necesidades nutricionales, alteran los hábitos de comidas y tienen un efecto adverso sobre la forma en que nuestro organismo digiere, absorbe y aprovecha los alimentos ingeridos. (Mataix, 2009)

- **Obesidad:** La obesidad en personas menores de 40 años reduce el riesgo porque aumenta los ciclos anovulatorios, mientras que la obesidad posmenopáusica lo incrementa porque eleva la síntesis de estrógenos

- **Lactancia:** Cuanto más dure la lactancia, mayor riesgo será la reducción del riesgo global. (Robinns y Cotran, 2012, pag; 548)

- **Genes:** Mutaciones de ciertos genes que son heredados de la madre o el padre aumentan el riesgo de cáncer de mama. El conocimiento actual sugiere que estos genes anormales causan menos del 10 % de los cánceres de mama.

Antecedentes familiares de cáncer de mama: Tener un familiar de primer grado (madre, hermana, hija, hermano y padre) que ha tenido un cáncer de mama aumenta el riesgo de tener cáncer de mama, especialmente si este familiar tenía menos de 45 años en el momento del diagnóstico. Cuando varios miembros de la familia se han visto afectados por cáncer de mama y/o de los ovarios a una edad joven, debe sospecharse que existe una predisposición genética. Los principales genes implicados en las formas familiares del cáncer de mama son BRCA1 y BRCA2. El riesgo de que una persona portadora de la mutación BRCA1 tenga cáncer de mama en algún momento de su vida es de un 80–85 %, con un 60 % de posibilidades de que el cáncer sea bilateral. La cirugía preventiva reduce el riesgo de ocurrencia del cáncer de mama y de muerte por cáncer de mama. Antes de realizar dicha operación quirúrgica, es obligatorio realizar una detenida evaluación genética y someterse a asesoramiento psicológico.

Antecedentes personales de cáncer de mama: Haber tenido un cáncer de mama aumenta el riesgo de tener un nuevo cáncer de mama en una parte diferente del seno o en el otro seno.

Antecedentes de ciertas enfermedades mamarias benignas: el riesgo de que el cáncer de mama se desarrolle es especialmente alto para las mujeres con dos enfermedades denominadas hiperplasia lobular atípica e hiperplasia ductal atípica. (Esmo, 2013, pag; 12)

Consumo de alcohol y tabaquismo: el riesgo de cáncer de mama aumenta con el consumo de alcohol y el tabaquismo, pero los mecanismos no están claros.

En los estudios epidemiológicos que se hicieron para el cáncer de mama se demuestra varios tipos d efectores que puede ocurrir el cáncer, pero aún no se ha encontrado un indicio donde realmente se origina el cáncer de mama, aunque siguen investigando el factor de origen.

1.4 Patología de cáncer de mama

Los principales factores de riesgo para el desarrollo de cáncer de mama son hormonales y genéticos. Así pues, los carcinomas de mama se pueden dividir en esporádicos, probablemente relacionados con la exposición a hormonas, y hereditarios, relacionados a mutaciones a la línea germinal.

Las mamas se presentan como una pareja de órganos glandulares. La mama está formada por tejido fibroadiposo y por un sistema de conductos que unen las glándulas mamarias con el exterior. Los conductos galactóforos más grandes, situados en el pezón, se ramifican en el interior de la mama desembocando en pequeños ductos y acinos glandulares. En la base del conjunto areola-pezón se localizan las células mioepiteliales. Finalmente, el resto de la mama está compuesto por tejido conjuntivo, tejido adiposo (el cual aumenta con la edad, sobre todo a partir de los 45 años y permite diagnosticar los tumores más precozmente) y los ligamentos de Cooper, que van desde la aponeurosis superficial hasta meterse en las glándulas.

Cuadro 1 Tipos de Estadio del Cáncer

Estadio	Definición
Estadio 0	Las células anómalas continúan contenidas en el conducto en el que aparecieron en un principio.
Estadio I	El tumor mide menos de 2 cm y pueden encontrarse pequeños grupos de células cancerosas en los ganglios linfáticos. El cáncer de mama de estadio I se divide en los estadios IA y IB.
Estadio II	El tumor mide menos de 2 cm y se ha extendido a los ganglios linfáticos en la axila o el tumor mide entre 2 cm y 5 cm de diámetro, pero no se ha extendido a los ganglios linfáticos en la axila. El cáncer de mama de estadio II se divide en los estadios IIA y IIB.
Estadio III	El tumor puede tener cualquier tamaño, pero: - se ha extendido a la pared torácica y/o la piel de la mama - se ha extendido a por lo menos 10 ganglios linfáticos en la axila o los ganglios linfáticos en la axila están unidos entre sí o a otras estructuras - se ha extendido a los ganglios linfáticos cerca del esternón (tórax óseo). - se ha extendido a los ganglios linfáticos debajo o encima de la clavícula El cáncer de mama de estadio III se divide en los estadios IIIA, IIIB, y IIIC
Estadio IV	El cáncer se ha extendido a otros órganos del cuerpo, con mayor frecuencia a los huesos, pulmones, hígado o cerebro. Dichos depósitos tumorales distantes se denominan metástasis.

Fuente: Esmo 2013, pag; 18

El cáncer de mama se origina en los ganglios linfáticos en la axila, también en las células secretoras de leche, este tipo de cáncer puede hacer metástasis en otras partes del cuerpo causando la muerte.

Carcinoma ductal in situ

Grupo heterogéneo de neoplasias caracterizado por la presencia de células epiteliales malignas que crecen dentro de los conductos mamarios, sin rebasar la membrana basal, identificadas por microscopia de luz. Adopta diferentes patrones arquitectónicos de crecimiento intraductal y presenta características citológicas y de necrosis variables; generalmente es unifocal. Se conoce también con el nombre de carcinoma intraductal.

Estos carcinomas son inicialmente sospechados a raíz de un hallazgo mastográfico anormal (microcalcificaciones, masa o un área densa asimétrica) o por la existencia de un tumor palpable, o secreción por el pezón y la forma de presentación poco frecuente puede ser la enfermedad de Paget.

El diagnóstico histológico y la determinación de la extensión (tamaño) son indispensables para la selección de la terapéutica adecuada, por lo que muchas veces, sobre todo en lesiones pequeñas, el tratamiento se efectuará en dos tiempos. La radiografía de la pieza operatoria es un método útil para verificar la escisión completa de la lesión. Siempre deberá marcarse la pieza operatoria resecada para conocer con precisión cada uno de los bordes (superior, inferior, interno, externo, superficial y profundo). Se reconoce que el carcinoma intraductal crece frecuentemente dentro de los ductos de manera discontinua y que la extensión es a menudo mayor a la visualizada en la mastografía o calculada por la clínica. (Cardenas, Bargallo, 2013, pág.; 15)

Este tipo de carcinomas se detecta generalmente en el pezón por una salida de secreción anormal este tipo de diagnósticos se puede determinar por un examen histológico, radiografía. Este tipo de exámenes nos ayudara a conocer donde generalmente está localizado el tumor y la forma de tratamiento que tiene que seguir la paciente.

Clasificación

Las células cancerígenas de mama cuentan con receptores, tanto en la superficie como en su citoplasma y núcleo, los más importantes son los relacionados a estrógeno, progesterona y a la proteína HER2. De acuerdo con la presencia de estos receptores, el cáncer de mama puede clasificarse de la siguiente manera:

Luminal A: cuenta con receptores positivos para estrógeno y progesterona, tiene buen pronóstico y responde bien a terapia hormonal.

Luminal B: se subdivide en luminal B/HER2 positivo, el cual tiene receptores positivos de progesterona, estrógeno y HER2, tiene peor pronóstico que luminal A y responde bien a inmunoterapia y terapia hormonal.

Por el otro lado, está el luminal B/HER2 negativo, que cuenta con receptores positivos para estrógeno

y progesterona, pero HER2 negativo se asocia a un riesgo alto de proliferación celular y responde bien a la hormonoterapia. HER 2+: no cuenta con receptores positivos para estrógeno y progesterona, pero sí para HER2, además de un pronóstico intermedio, responde muy bien a inmunoterapia y con poca respuesta a quimioterapia.

Triple negativo: no cuentan con ninguno de los tres receptores, tienden a responder bien a quimioterapia, pero recaen fácilmente.

Histológicamente, el cáncer de mama se puede clasificar en in situ (25%) e invasivo (75%). Entre la in situ se encuentra el carcinoma ductal, el cual es el más común, y carcinoma lobulillar; mientras que los invasivos se clasifican en carcinoma ductal invasivo y lobulillar invasivo. (Picazo, 2021, pág. 2)

1.4.1 Manifestaciones clínico

Signos y síntomas del cáncer de mama

El síntoma más común del cáncer de seno es una nueva masa o protuberancia. Una masa no dolorosa, dura y con bordes irregulares tiene más probabilidades de ser cáncer, aunque los tumores cancerosos del seno pueden ser sensibles a la palpación, blandos y de forma redondeada. Incluso pueden causar dolor. Por este motivo, es importante que un médico con experiencia en las enfermedades de los senos examine cualquier masa o protuberancia nueva, o cualquier cambio en los senos.

Otros posibles síntomas del cáncer de seno incluyen:

- Hinchazón de parte o de todo el seno (aunque no se sienta una protuberancia definida).
- Irritación o hendiduras en la piel.
- Dolor en el seno o en el pezón.
- Retracción (contracción) de los pezones.
- Enrojecimiento, descamación o engrosamiento de la piel del seno o del pezón.
- Secreción del pezón que no sea leche materna

Algunas veces un cáncer de seno se puede propagar a los ganglios linfáticos de las axilas o alrededor de la clavícula y causar una protuberancia o inflamación ahí, aun antes de que el tumor original en el tejido del seno sea lo suficientemente grande como para poderlo palpar.

Diagnostico

El diagnóstico del cáncer de mama se basa en los siguientes tres exámenes:

1. Examen clínico: La exploración médica de las mamas y de los ganglios linfáticos cercanos incluye la inspección y la palpación.

2. Examen radiológico: Esto incluye la realización de radiografías (mamografía) y ecografías de los senos y ganglios linfáticos contiguos. Puede ser necesario utilizar resonancia magnética de la mama en algunas pacientes, especialmente en jóvenes con tejido mamario denso, mujeres con mutaciones del gen BRCA y mujeres con implantes de gel de silicona. Puede tenerse en cuenta además la utilización de RM cuando se hallan células tumorales en un ganglio linfático sospechoso en la axila, pero no se ha observado ningún tumor en la mama en la mamografía, o cuando se sospecha que hay varios tumores. Pueden realizarse exámenes adicionales como una radiografía del pecho, un ultrasonido abdominal y una escintigrafía ósea para excluir una extensión de la enfermedad o una metástasis.

3. Examen histopatológico: Es la exploración de laboratorio del tejido de la mama y del tumor después de extirpar una muestra del tumor, proceso que se denomina biopsia. Este examen de laboratorio confirmará el diagnóstico de cáncer de mama y dará más información sobre las características del cáncer. La biopsia la realiza manualmente el médico con una aguja a menudo con la ayuda del ultrasonido para guiar la aguja en el tumor. Una vez que la aguja es introducida en el tumor, se toma una muestra.

Según la aguja utilizada, se llama aspiración con aguja fina o biopsia con aguja gruesa. Más tarde se efectuará un segundo examen histopatológico al examinar el tumor y los ganglios linfáticos extirpados por cirugía. (Instituto Nacional del cáncer americano)

Mamogramas (mamografías)

Un mamograma es una radiografía del seno. Los mamogramas de detección se usan para encontrar cambios de los senos en mujeres que no presentan signos ni síntomas de un problema en los senos. Por lo general, en los mamogramas de detección se toman dos radiografías (radiografías tomadas de ángulos diferentes) de cada seno. Por otro lado, los mamogramas de diagnóstico se utilizan para estudiar con mayor profundidad un cambio que se observa en un mamograma de detección. Se toman más imágenes del área que podría ser cáncer.

Ecografía (ultrasonido) de los senos

La ecografía, también conocida como sonografía o ultrasonido, utiliza ondas sonoras para delinear una parte del cuerpo. Este estudio es útil para observar algunos cambios del seno, como aquellos que se pueden palpar, pero que no se pueden ver en un mamograma. También es útil para identificar la diferencia entre quistes llenos de fluido y masas sólidas.

Ductograma (galactograma)

Algunas veces se utiliza un ductograma, también llamado galactograma, para ayudar a determinar la causa de cualquier secreción (flujo) del pezón que sea motivo de preocupación. En esta prueba, se introduce un tubo metálico muy delgado en la abertura de un conducto del pezón por donde sale la secreción. Se introduce una pequeña cantidad de material de contraste, el cual delinea la forma del ducto en una radiografía y puede mostrar si hay una masa o un bulto dentro del ducto. Si sale líquido de su pezón, puede que se recolecte una muestra del líquido y se examine para saber si hay signos de infección o células cancerosas.

La paciente debe revisarse periódicamente los senos, si los pacientes encuentran una masa anormal alrededor de los senos inmediatamente deberá ir al médico con la cual se podrá realizarse varios exámenes para poder tratar y detener la metástasis del cáncer en otras partes del cuerpo.

1.4.2 Tratamiento

1.4.3 Quimioterapia para el cáncer de seno

Algunas mujeres con cáncer de seno recibirán quimioterapia. Para combatir el cáncer de seno, la quimioterapia trata todo el cuerpo de una mujer, no sólo su seno. Los medicamentos de quimioterapia pueden usarse para eliminar las células cancerosas que se han propagado a otras partes del cuerpo. También se pueden administrar antes o después de la cirugía para reducir la posibilidad de que el cáncer de seno regrese después de extraerlo.

Después de la cirugía (quimioterapia adyuvante): cuando se administra quimioterapia después de la cirugía del seno, se le llama quimioterapia adyuvante. La cirugía se emplea para remover todo el cáncer que se pueda ver, pero la quimioterapia adyuvante se usa para tratar de destruir cualquier célula cancerosa que haya quedado o se haya propagado, pero que no se puede ver ni siquiera mediante estudios por imágenes. Si a estas células se les permitiera crecer, podrían establecer nuevos tumores en otras partes del cuerpo. La quimioterapia adyuvante puede reducir el riesgo de que el cáncer de seno regrese.

Antes de la cirugía (quimioterapia neoadyuvante): en la quimioterapia neoadyuvante, usted recibe los tratamientos antes de la cirugía (no después de la operación). En términos de supervivencia y del regreso del cáncer, no existe diferencia entre administrar quimioterapia antes o después de la cirugía. Sin embargo, la quimioterapia neoadyuvante provee ciertos beneficios. Primero, la quimioterapia podría reducir el tamaño del tumor para que se pueda extirpar mediante una cirugía menos extensa. Por este motivo, la quimioterapia neoadyuvante se emplea a menudo para tratar los cánceres que son demasiado grandes como para ser extraídos al momento del diagnóstico (localmente avanzados). Además, al administrar quimioterapia antes de extraer el tumor, los doctores pueden evaluar mejor cómo responde el cáncer. Si no se reduce el tamaño del tumor con el primer grupo de medicamentos, su médico sabrá que será necesario administrar otros medicamentos.

Para cáncer de seno avanzado: la quimioterapia se puede usar como tratamiento principal para las mujeres cuyo cáncer se había propagado fuera del seno y del área axilar cuando se hizo el diagnóstico o después de los tratamientos iniciales. La duración del tratamiento depende de si el tamaño del cáncer se redujo, cuánto se redujo y cuán bien usted tolera la quimioterapia.

1.4.4 Terapia hormonal para el cáncer de seno

Algunos tipos de cáncer de seno son afectados por hormonas en la sangre. Las células del cáncer de seno positivo para receptores de estrógeno y positivos para receptores de progesterona (ER-positivo y PR-positivo) tienen receptores que se adhieren a los estrógenos, lo que les ayuda a crecer.

Hay varios medicamentos que utilizan diferentes formas para evitar que el estrógeno se adhiera a los receptores.

La terapia hormonal es una forma de terapia sistémica, lo que significa que llega a las células cancerosas en cualquier parte del cuerpo y no sólo al seno. Se recomienda para mujeres que padecen cánceres de seno con receptores hormonales positivos (ER-positivo y/o PR-positivo), pero no ayuda a las mujeres que padecen cánceres con receptores de hormonas negativas (ambos ER y PR negativo).

1.4.5 Cirugía

Cirugía con conservación del seno tumorectomia

A la cirugía con conservación del seno también se le denomina tumorectomía, cuadrantectomía, mastectomía parcial o mastectomía segmentaria. En esta cirugía, sólo se extirpa la parte del seno que tiene el cáncer. El objetivo es extraer el cáncer y algo de tejido normal circundante. La cantidad que se extirpa del seno depende del tamaño y localización del tumor, además de otros factores.

Mastectomía

Mastectomía simple (o total)

La mastectomía simple es el tipo más común de mastectomía usado para tratar el cáncer de seno. En este procedimiento, el cirujano extirpa todo el seno, incluyendo el pezón, pero no extirpa los ganglios linfáticos axilares ni el tejido muscular que se encuentra debajo del seno. (En ocasiones se extraen ganglios linfáticos como parte de un procedimiento diferente durante la misma cirugía).

Mastectomía doble

Si se realiza una mastectomía en ambos senos, se denomina mastectomía doble (o bilateral). Cuando se realiza este procedimiento, a menudo se lleva a cabo como cirugía preventiva en las mujeres con un riesgo muy alto de padecer cáncer en el otro seno.

Mastectomía con conservación de piel

En este procedimiento, se deja intacta la mayor parte de la piel sobre el seno (a parte del pezón y la areola), lo cual puede resultar tan bien como en una mastectomía simple. La cantidad de tejido mamario extirpado es la misma que en la mastectomía simple.

Se emplea cuando se planea hacer la reconstrucción inmediata del seno. Puede que no sea apropiado para tumores más grandes o para aquellos que están cerca de la superficie de la piel. Los implantes o el tejido de otras partes del cuerpo se usan para reconstruir el seno. Este método no ha sido usado tanto como el tipo de mastectomía más convencional, pero muchas mujeres lo prefieren ya que ofrece la ventaja de formar menos tejido cicatricial y permitir la reconstrucción de un seno que parece más natural.

1.4.6 Radioterapia externa

La radioterapia externa es el tipo más común de radioterapia para las mujeres con cáncer seno. La radiación se emite desde una máquina externa al cuerpo y se concentra en el área afectada por el cáncer.

Las áreas que necesiten la radiación depende de si se ha hecho una mastectomía o una cirugía con conservación del seno, y si los ganglios están o no afectados.

Si se hizo una mastectomía y los ganglios linfáticos no tenían cáncer, se dirige radiación a la pared torácica y a los lugares (del cuerpo) de donde salía cualquier drenaje después de la operación.

Si se hizo una cirugía con conservación del seno, es muy probable que se administre a todo el seno con un refuerzo adicional de radiación al área del seno donde el cáncer se extirpó para ayudar a prevenir que regrese en esa área.

Si se encontró cáncer en los ganglios linfáticos ubicados debajo del brazo (ganglios linfáticos axilares), también se puede administrar radiación a esta área. (American cáncer society)

1.4.7 Efectos adversos del tratamiento

Efectos después de la cirugía

Algunos riesgos son comunes a todas las intervenciones quirúrgicas realizadas con anestesia general. Estas complicaciones son poco frecuentes e incluyen trombosis venosa profunda, problemas cardíacos o respiratorios, hemorragia, infección o reacción a la anestesia. Es frecuente el dolor inmediatamente después de la operación, por lo que se propondrá el uso de analgésicos para prevenirlo y tratarlo. También puede producirse rigidez de hombros, pero no suele durar.

Cuando se extirpan los ganglios linfáticos de la axila, se puede dañar o bloquear el sistema linfático, lo cual resulta en linfoedema, un trastorno en el que se acumula líquido linfático en el brazo y lo hace hincharse. Puede ocurrir justo después de la intervención o más tarde. El riesgo es menor cuando únicamente se realiza la biopsia de los ganglios centinelas. El riesgo es elevado cuando a la disección axilar le sigue la radioterapia, en cuyo caso hasta el 40 % de las pacientes presenta linfoedema.

Efectos después de la quimioterapia

Los efectos secundarios más frecuentes de los fármacos usados para la quimioterapia en el cáncer de mama son la pérdida capilar y la reducción de la cantidad de glóbulos sanguíneos. Este último efecto puede resultar en anemia, hemorragias e infecciones. Una vez terminada la quimioterapia, el cabello vuelve a crecer y la cantidad de glóbulos sanguíneos vuelve a la normalidad.

Otros efectos secundarios son:

- reacciones alérgicas, como enrojecimiento y sarpullido
- problemas nerviosos que afectan a las manos y/o pies (neuropatía periférica) que pueden provocar sensación de hormigueo en la piel, entumecimiento y/o dolor
- pérdida temporal de la vista o cambios en ella
- zumbidos en los oídos o cambios en la audición
- hipotensión
- náuseas, vómitos y diarrea

- inflamación de zonas como el revestimiento de la boca

- pérdida del sentido del gusto

- falta de apetito

- frecuencia cardiaca lenta

- deshidratación

- cambios leves en las uñas y la piel (que desaparecen pronto)

- hinchazón e inflamación dolorosas en el lugar de la inyección

- dolor muscular o articular

- convulsiones

- cansancio

Pueden producirse otros efectos secundarios más graves, aunque menos frecuentes. Estos incluyen accidentes cerebrovasculares, infarto de miocardio y daños al funcionamiento de riñones e hígado.

Efectos después de la radioterapia

El principal efecto secundario de la radioterapia del cáncer de mama es el enrojecimiento, la irritación o el picor de la piel del tórax después de tres o cuatro semanas de administración de radioterapia externa. Esto suele desaparecer entre dos y cuatro semanas después de la finalización del tratamiento. No obstante, la zona puede permanecer más pigmentada que la piel alrededor de ella.

Algunos efectos secundarios a largo plazo pueden tardar meses y, en ocasiones años, en aparecer. (Esmo pag. 39)

2.5 Prevención

Autoexamen mamario mensual a partir de los 18 años (siete días después de terminada la menstruación).

Examen clínico mamario anual a partir de los 25 años.

Mastografía anual de tamizaje en mujer asintomática a partir de los 40 años.

El ultrasonido mamario es el estudio de elección inicial en mujeres menores de 35 años con patología mamaria. (Cardenas y Bargallo 2013, pag. 7)

1.5.1 Inspección de las mamas ante un espejo

El primer paso del autoexamen es la inspección cuidadosa de las mamas frente a un espejo que permita la visualización completa de ambas; inicialmente se observan colocando las manos sobre las caderas, ejerciendo cierta presión sobre las mismas.

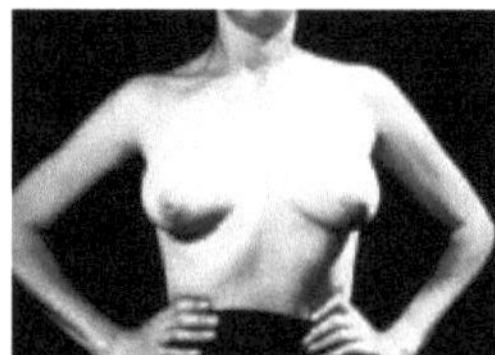

Cuadro 2 Revisar las mamas frente a un espejo para observar anomalías

Se continúa la inspección levantando los brazos y realizando movimientos giratorios del tronco, para visualizar los hemisferios mamarios de ambos lados, lo que permitirá identificar cuando están presentes alguno o varios de los siguientes signos.

1.5.2 Palpitación

Durante esta parte de la exploración es importante palpar en su totalidad ambas mamas y las zonas axilares, en búsqueda de cambios que refieran patología, como son:

- Áreas extensas o limitadas con cambios de temperatura

- Aumento en la consistencia de la piel

- Presencia de tumores

- Aumento de volumen de los ganglios axilares

Con el brazo del lado por explorar, colocado en la nuca, se inicia la palpación con la mano contraria iniciando en la parte superior de la mama por debajo de la clavícula, realizando una espiral, que abarque toda la glándula terminando en el pezón, al que se comprime para verificar si existe o no salida de secreciones.

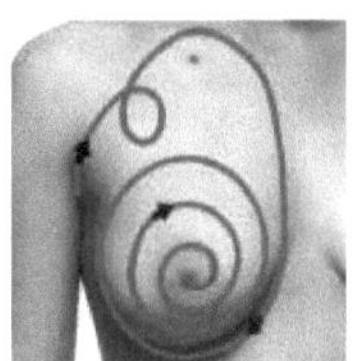

Cuadro 3 Palpaciones desde la clavícula, axila donde pueda notar alguna anormalidad al rededor del seno

1.5.3 Palpación de la axila

Algunas maniobras de la autoexploración como la palpación de la zona axilar, se pueden realizar durante el baño, colocando el brazo del lado a explorar en un ángulo aproximado de 90 grados con la mano por detrás de la cabeza y con los dedos de la mano opuesta, comprimiendo la axila contra la parrilla costal, en búsqueda de crecimiento ganglionar. (Compendio de patología mamaria 2002, pag, 29)

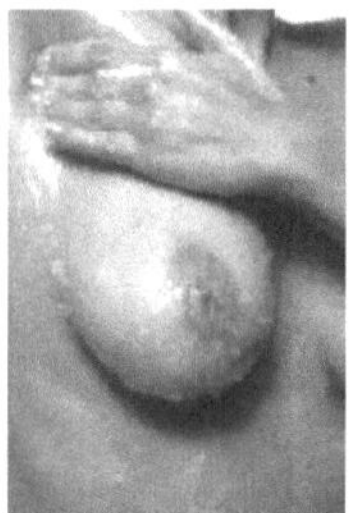

Cuadro 4 Palparse en la axila y revisar si hay una protuberancia

1.6. Tratamiento nutricional al paciente oncológico

1.6.1 Evaluación nutricional al paciente oncológico

Según los datos obtenidos de los pacientes del historial clínico y la evolución que se tiene con el paciente.

Se elabora el historial clínico dietoterapico para hacer la evaluación nutricional del paciente

Se necesitará el peso; talla; edad; IMC; frecuencia de alimentación del paciente; después de eso se procesará a realizar el soporte nutricional de macro-micronutrientes para poder ayudar al paciente al tratamiento dietoterapico.

1.6.2 Requerimientos nutricionales

1.6.3 Proteína

Las proteínas son necesarias para el crecimiento y la reparación del tejido corporal, así como para mantener sano nuestro sistema inmunológico.

Las personas con cáncer a menudo necesitan más proteína de lo común. Después de la cirugía, la quimioterapia o la radioterapia, normalmente se necesita proteína adicional para sanar los tejidos y ayudar a combatir las infecciones.

Entre las fuentes buenas de proteína se incluye cortes magros de carnes rojas, huevos, productos lácteos bajos en grasa, nueces, crema de cacahuate (mantequilla de maní) frijoles, guisantes y lentejas secas, y alimentos de soya.

1.6.4 Grasas

Las grasas tienen un papel importante en la nutrición. Las grasas y aceites se componen de ácidos liposos que sirven como una fuente rica de energía para el cuerpo. El cuerpo separa las grasas y la usa para almacenar energía, aislar los tejidos del cuerpo y transportar algunos tipos de vitaminas a través de la sangre.

1.6.4 Carbohidratos

Los carbohidratos son la principal fuente de energía para el cuerpo y ofrecen al cuerpo el combustible que requiere para la actividad física y para el funcionamiento adecuado de los órganos. Las mejores fuentes de carbohidratos (frutas, verduras y granos enteros) proporcionan vitaminas y minerales esenciales, al igual que fibra y fitonutrientes a las células del cuerpo.

Los alimentos integrales o hechos con granos enteros contienen todas las partes esenciales y nutrientes que se dan de forma natural de la semilla de grano entero. Los granos enteros (integrales) se pueden encontrar en cereales, panes y harinas. (Nutricion y cáncer 2015)

1.6.5 Fibra

A pesar de que los estudios con animales no han aportado evidencias claras, se da a la fibra, a diferencia de los dos grupos anteriores, un papel como protectora frente al cáncer. Se sabe que la fibra acelera el tránsito intestinal por lo que el tiempo que están en contacto los posibles elementos tóxicos con el tubo digestivo es menor y, por lo tanto, se reduce el tiempo para poder atravesar la barrera del tejido intestinal hacia otros órganos y sistemas. También se conoce que la fibra "atrapa" determinados compuestos, por lo que quedan incapacitados para pasar a través del intestino al resto del organismo y/o para realizar alguna función en los tejidos del propio intestino.

A la fibra se le atribuye efecto protector:

Por un mecanismo de secuestro de metabolitos potencialmente cancerígenos.

Por acelerar el tránsito gastrointestinal haciendo menor el tiempo de contacto de algunos metabolitos con el tejido (mucosas) intestinal. (Red carmenet 2013, pág.; 7)

1.6.6 Agua

El agua y los líquidos o fluidos son vitales para la salud. Todas las células del cuerpo necesitan agua para funcionar. Si no se ingiere suficiente líquido o si se pierde mucho líquido por causa de vómitos y diarrea, el cuerpo puede deshidratarse (que su cuerpo no cuente con una cantidad suficiente de fluidos como corresponde). Si esto sucede, los líquidos y minerales que ayudan a mantener el buen funcionamiento del cuerpo pueden llegar a niveles peligrosos por descompensación (desequilibrio por escasez).(Nutrición y cáncer 2015 pág. 8)

Vitamina A y carotenos: La vitamina A se encuentra en cantidades importantes en muchos vegetales de consumo cotidiano, generalmente en forma de betacarotenos, como es el caso de las zanahorias, albaricoques, espinacas, brécol, melón, etc. También la podemos extraer de huevos, productos lácteos e hígados de peces y animales.

Los betacarotenos actúan atrapando radicales libres y moléculas de oxígeno libre que son compuestos tóxicos y cancerígenos y de ahí su efecto protector.

Vitamina C: Se le atribuyen propiedades antioxidantes, inhiben la formación de nitrosaminas. Se ha utilizado con éxito en el tratamiento de algunos tumores de intestinos (pólipos y adenomas). Se ha comprobado experimentalmente que inhibe la formación de nitrosaminas (cancerígenas).

Los alimentos con una mayor riqueza en esta vitamina son las frutas (cítricos, caquis, kiwi) y las hortalizas (pimientos, perejil, coles, cebolla...) frescas y crudas. Se destruye en parte por efecto del calor (cocción) y del almacenamiento prologando. De ahí la gran importancia nutricional que tiene tomar vegetales crudos en las comidas y a diario, ya que, como otras vitaminas hidrosolubles, apenas se acumula en nuestro organismo y éste la precisa continuamente. Su gran capacidad para captar oxígeno (efecto antioxidante) le permite combatir y neutralizar los dañinos radicales libres presentes en nuestro cuerpo. Por este motivo, la vitamina C está especialmente indicada en la prevención del cáncer, sobre todo en los del aparato digestivo.

Vitamina E: Junto con el selenio, se ha asociado esta vitamina con la prevención de la enfermedad fibroquística y el cáncer de mama. Al ser un antioxidante, su principal papel protector se realiza neutralizando los cancerígenos que actúan sobre los cromosomas (fase inicial de una tumoración). Los efectos de esta vitamina pueden potenciarse con el selenio. La acción conjunta de ambos elementos tiene un gran efecto protector sobre la célula ya que se dificulta la peroxidación lipídica. Sin embargo, esta peroxidación se ve favorecida por los ácidos grasos insaturados, por lo que se postula que la relación entre el cáncer y la vitamina E puede estar mediada por los lípidos de la dieta.

La vitamina E se encuentra en muchos alimentos, entre los que destacan los cereales integrales (especialmente en el germen), soja aceites vegetales, verduras y hortalizas de hoja verde, frutos secos, etc.

La vitamina E (tocoferoles) refuerza el sistema defensivo-inmunitario. Además, junto con la C y los betacarotenos actúan neutralizando los radicales libres. En concreto, los tipos de cáncer cuyo riesgo se ve más reducido al consumir vitamina E son los de pulmón, páncreas y cuello de la matriz. Incluso se ha comprobado que la vitamina E reduce el crecimiento de algunos tumores tipo sarcomas. La acción de estas tres vitaminas, junto con el selenio, se ve potenciada cuando actúan juntas.

Selenio: Algunos estudios han presentado resultados que le asocian con una disminución del índice de cáncer. Protege contra la oxidación de los tejidos. Actúa inhibiendo la síntesis de DNA.

Zinc: Parece que bajos niveles de Zinc se relacionan con un aumento de índice de tumores producidos por nitrosaminas y concretamente con el cáncer de esófago. El Zinc actúa favorablemente en el sistema defensivo del organismo. Su presencia unida a las vitaminas A, C y E es fundamental en la prevención del cáncer.

Ácido Fólico: Interviene en la formación de los ácidos nucleicos (DNA y RNA), portadores de nuestras características hereditarias. Su interés reside en su efecto protector o fortalecedor de los cromosomas del núcleo celular, defendiéndolos de la acción de virus nocivos.

Está presente en las hojas de los vegetales, tales como espinaca, lechuga y otras hortalizas, así como en los garbanzos y en los cereales integrales. Por el contrario, la carne es pobre en esta vitamina, a excepción de hígados y riñones.

Niacina: Es un potente inhibidor de la degeneración celular. Esta vitamina pertenece al grupo B (vit. B3) e interviene en el metabolismo de carbohidratos, grasas y proteínas. La contienen los cereales integrales, guisantes, aguacates, higos y ciruelas pasas, entre otros.

Leatril vitamina B17: Ayuda a tratar y prevenir el cáncer. Existe una declarada polémica debido a su contenido en cianuro, aunque al estar en presencia de tejidos sanos, donde abunda la enzima rodasa ésta neutraliza al cianuro y lo transforma en subproductos que resultan nutrientes beneficiosos para el organismo. La vitamina B17 se la incluye en el tratamiento en pacientes con quimioterapia, radioterapia, pacientes que recién empezaran con el tratamiento del cáncer y personas que desea prevenir el cáncer. La vitamina se encuentra en semillas de manzana, durazno y otras, que en dosis adecuada ayudan a la rehabilitación del paciente.

1.6.7 Recomendaciones

- **Anorexia y trastornos del apetito**
- Comidas pequeñas y frecuentes.
- Mucha variación en los menús.
- Alimentos ricos en calorías y de poco volumen.
- Evitar los alimentos de escaso contenido energético.
- Evitar líquidos durante las comidas. Cuando se utilicen se deben elegir los ricos en energía (zumos, preparados farmacéuticos, añadir leche en polvo o yema de huevo, etc.).
- Las comidas se deben hacer en los momentos de mejor situación emocional del enfermo. A esta situación se debe añadir el entorno familiar adecuado y favorable.
- Evitar alimentos excesivamente cargados de grasa.

- Procurar no poner muchos platos de comida. Se debe tender a un solo plato variado en alimentos, que en poca cantidad tenga mucha energía (pudín de fruta, carne o pescado, verduras, pastel o cremas de fruta, verdura, carne, pescado).

- Evitar que los aromas fuertes de las comidas, durante su preparación, sean captadas por el enfermo

Trastornos del gusto y olfato

- Se deben evitar los alimentos de aroma fuerte y penetrante: café, coles, coliflor, marisco etc.

- Se deben servir los alimentos fríos, siempre que se pueda.

- Es bueno mezclar los alimentos con gelatina porque esto permite tomar el alimento frío y con una disminución importante del olor.

- Procurar poner salsas suaves o dulces.

- Se deben elegir carne o pescado o huevos según gusto y apetencias.

- Para cocinar elegir formas culinarias que no añadan sabor excesivo de forma que se consigan formas neutras.

- Suele ser bueno enjuagarse la boca de vez en cuando, con algún producto tipo limón o sorbete frío, al empezar a comer o al cambiar de alimento.

- Elegir para días en los que no se recibe tratamiento, la introducción de nuevos alimentos o sabores.

Boca seca

- Elegir alimentos blandos y húmedos (zumos, licuados de diferentes productos).

- Añadir cremas y salsas a los más sólidos.

- Evitar alimentos calientes y fríos. Se debe tender a los alimentos templados.

- Aumentar el tiempo de masticación de los alimentos.

- Aumentar la higiene bucal.

Boca y garganta dolorida

- Se deben elegir texturas blandas: pudín, purés, flanes, cremas, sopas densas, etc.

- En estos casos se puede añadir leche en polvo, claras de huevo, preparados ricos en energía que hay en farmacias etc. El que se añadan estos alimentos supone un aumento del valor nutritivo sin aumentar el volumen.

- Se deben servir los alimentos a temperatura ambiente.

- Se deben evitar los alimentos ácidos y ásperos

- Náuseas y los vómitos

- Se deben elegir principalmente alimentos secos: galletas, pan, tostadas, etc. y sobre todo en las primeras comidas del día.

- No se recomienda beber durante las comidas.

- Se aconseja comer lentamente y masticando bien .

- Se deben elegir alimentos salados/dulces según gusto del enfermo.

- Los alimentos se deben elegir según la tolerancia a los líquidos - semisólidos - sólidos.

Diarreas

- Evitar la leche y alimentos muy grasos en general.

- Evitar alimentos con alto contenido en fibra (frutas, verduras, alimentos integrales, frituras, etc.).

- Es conveniente utilizar manzana y membrillo por sus propiedades astringentes.

- Beber mucho líquido con objeto de conseguir una buena hidratación. Suelen dar buenos resultados la utilización. de bebidas con agua, zumo de limón, té, etc. también la coca cola y en general los refrescos de cola.

Estreñimiento

- Beber abundantes líquidos. Tomar líquidos templados al principio del día.
- Tomar alimentos ricos en fibra: integrales, verduras, etc.
- Cuando sea posible se debe caminar o hacer ejercicio ligero.

Molestias gástricas

- Se deben evitar los alimentos que provocan digestiones fuertes como las verduras, legumbres, ensaladas. (Red carcernet, pag; 18)

Cáncer de mama con la dieta

El consumo de verduras, frutas y vitaminas antioxidantes de la población estudiada supera los valores descritos en la población adulta de la Región Metropolitana. Ello es especialmente evidente en retinol y vitamina C, donde la ingesta prácticamente duplica el consumo informado anteriormente. Dado que en este estudio se utilizó una encuesta de tendencia de consumo, que en general tiende a sobreestimar la ingesta, el dato debe ser interpretado con acautela.

No se demostró un efecto protector asociado a un mayor consumo de verduras, frutas o antioxidantes naturales, concordando con los resultados de algunos estudios. Tampoco se observó una asociación con la preferencia por los alimentos grasos, aunque esta variable es difícil de evaluar a través de encuestas. Se confirmó en cambio un mayor riesgo asociado a la presencia de obesidad, que ha sido demostrado en diversos estudios. Sin embargo, el diseño utilizado en el presente estudio no permite establecer causalidad, ya que es posible que otra variable no identificada explique la variación conjunta de ambos factores. Los análisis univariados también señalaron un mayor riesgo asociado al consumo de alcohol, demostrado en otros estudios. El único factor protector observado fue la multiparidad, variable que no es posible modificar con fines preventivos.

De los resultados no es posible inferir si la prevención de la obesidad pueda tener algún efecto en reducir el riesgo de cáncer de mama. Sin embargo, dada su reconocida asociación con otras enfermedades crónicas no transmisibles, parece una meta deseable. Considerando los pobres resultados que se obtienen para controlar la obesidad en la población adulta, el mayor esfuerzo debe orientarse a la promoción de la salud desde las primeras etapas de la vida.(Peralta 2002 pag 1) La investigación sobre dieta y CM conducida en diferentes países de Latinoamérica ha contribuido al estado del arte y muestra en particular el efecto protector de los vegetales y frutas, el pescado, la fibra, la vitamina B12 y el folato, varios fitoestrógenos (en particular el flaván 3-ol y el pinoresinol), el licopeno y las grasas poliinsaturadas, además del incremento del riesgo potencial de la elevada ingestión calórica, el consumo de carnes rojas, carnes procesadas, la forma de preparación de las carnes, leche y algunos productos lácteos, grasas saturadas y sacarosa, además de compuestos secundarios como las aminas heterocíclicas.

En contraste con otros cánceres, para los cuales es posible la prevención primaria a través de vacunas (cáncer cervicouterino, hepático) o eliminación del tabaco (cáncer de pulmón), la prevención primaria del CM es aún poco factible, en parte debido al conocimiento parcial de los determinantes modificables (esto es, dieta y ejercicio) que lo producen y en su caso el gran reto poblacional que conlleva el cambio de los hábitos dietéticos y la actividad física. Por lo anterior, es evidente la necesidad de incrementar el conocimiento acerca de los factores de riesgo de dicho tumor y fortalecer la prevención secundaria, es decir, el diagnóstico temprano (mamografía), que por el momento es la alternativa factible. (Atalah 2000 pag 3)

1.7.- Beneficio de la Dieta Vegetariana en el tratamiento del cáncer de mama

Las dietas vegetarianas bien planificadas son compatibles con un aporte nutricional adecuado al grado de selección de alimentos y las pautas de alimentación se ajustan a las recomendaciones dietéticas de cada individuo y dependen del tipo de dieta vegetariana elegida y del grado de selección de alimentos y planificación de las comidas.

Los tratamientos para el cáncer mejoran continuamente y con ellos aumentan las tasas de curación y la supervivencia. Una buena alimentación juega un papel fundamental si tenemos cáncer: nos ayuda a tolerar mejor los efectos de los tratamientos y a recuperarnos antes, disminuye el riesgo de recurrencia del tumor y aumenta nuestra esperanza de vida. En este caso es recomendable consultar con un nutricionista que nos ayude a planificar la dieta más apropiada para nosotros. Las dietas predominantemente vegetales, se han asociado con un riesgo menor de desarrollar cáncer. Esto es lógico, ya que como hemos visto más arriba, la mayoría de alimentos vegetales proporcionan fibra, antioxidantes y otros fitoquímicos con propiedades anticancerígenas; mientras que los alimentos de origen animal poseen sustancias promotoras del crecimiento de tumores. Por ello cuanto más vegetal sea nuestra dieta, mayor beneficio obtendremos. Para ser verdaderamente protectora una dieta vegana debe centrarse en el consumo de frutas y verduras, legumbres, cereales integrales, frutos secos y semillas, y minimizar los alimentos fritos, excesivamente procesados, azucarados o salados ya que esto aumenta el crecimiento de tumores cancerígenos.

Reseña histórica del hospital de clínicas y servicio oncológico

En 1919 este centenario hospital abrió sus puertas comenzando con 5 especialidades. En la actualidad es referente a nivel nacional por sus 29 especialidades en áreas clínicas, quirúrgicas, consultas externas, servicios de imagenología, laboratorios, nutrición y unidad de terapia intensiva (uti).

Además, resalta un servicio de 24/7 en atención a emergencias y urgencias. En especialidades clínicas atiende consultas y tratamientos en: cardiología, dermatología, endocrinología, epidemiología, gastroenterología, geriatría, hematología, infectología, medicina interna, medicina general, medicina física, rehabilitación, medicina paleativa, nefrología, neurología, oncología clínica, proctología, salud mental, reumatología, radioterapia.

En especialidades quirúrgicas: anestesiología, cirugía general, cirugía maxilofacial, cirugía plástica y quemados, otorrinolaringología, ortopedia y traumatología, neurocirugía, oncología quirúrgica, urología.

El Hospital de Clínicas de la ciudad de La Paz, en cuanto a recursos humanos cuenta, en la sala destinada para quimioterapia, con dos oncólogos clínicos de planta, cuatro especialistas de terapia paliativa, dos de ellos son de planta; en la Unidad de Oncología Quirúrgica, existen cinco cirujanos oncólogos, dos son de planta; en la Unidad de Oncología de Radioterapia, existe un radiólogo, un físico médico, un dosimetrista, tres radiotecnólogos y una licenciada en enfermería; la sala de radioterapia cuenta con una licenciada en enfermería con especialidad en pacientes oncológicos, no existen auxiliares de enfermería para atención de radioterapia. El rol de turnos expuesto en la pared detalla los turnos de los médicos oncólogos y paliativistas. (atención del cáncer en Bolivia, 2022, Pág. 38)

Cáncer de mama

El presente proyecto se analizará cómo se relacionan el cáncer de mama etapa I junto al tratamiento dietoterapico a mujeres de 45 a 65 años en el hospital de clínicas. El cáncer de mama va aumentando con el pasar de los años ya que en nuestra población las mujeres no se realizan la autoexploración rigurosa, también presentan sobrepeso – obesidad ya que consumen sus alimentos en grandes cantidades y poco consumo de frutas y verduras.

Para esta investigación se tomará en cuenta la alimentación de las pacientes, tipo de tratamiento como ser: quimioterapia, radioterapia, cirugía, inmunoterapia, etc. De acuerdo con toda la información recabada, se elaboró menús de transición de dietas normales a dietas vegetarianas para evitar las deficiencias nutricionales, también se elaboró un plan de meriendas en el cual se incorporará al momento de hacer el tratamiento médico para evitar que las pacientes se descompensen.

La intención de esta investigación es dejar en claro que el cambio de dieta normal a una dieta vegetariana ayudara a gran manera a pacientes con cáncer de mama a mejorar su estilo de vida y a la reducción del carcinoma. Así mismo se busca hacer que el proyecto se vaya implementando a varios hospitales que tengan el servicio de oncología incluyan las dietas vegetarianas ya que benefician en la reducción del carcinoma y cambiar el estilo de vida de las pacientes.

CAPITULO II

DISEÑO METODOLOGICO

2. Formulación de Hipótesis

Mejorar y equilibrar la alimentación que influye en el tratamiento de cáncer de mama en la etapa de inicio o con metástasis, el cual contribuirá en la prolongación del tiempo de vida de la paciente y/o su rápida recuperación

2.2. Variables de Estudio de investigación

2.2.1. Variable Dependiente: El efecto de la nutrición en el tratamiento del cáncer

2.2.2. Variable Independiente: Determinar el tratamiento y evaluación nutricional del paciente con cáncer

2.2.3. Matriz de variables:

Variables	Definición conceptual	Dimensión	Indicador	Escala
Variable D El efecto de la nutrición en el tratamiento del cáncer	Se origina cuando las células del seno comienza a crecer de forma descontrolada	Afecta a las glándulas mamarias y hace metástasis y en	Cuanto tiempo esta con el tratamiento	-Iniciando -5 Meses -8 Meses -Ninguno
		otras regiones del cuerpo por no realizarse el tratamiento adecuado	Qué tipo de tratamiento está recibiendo	-Quimioterapia -Radioterapia -Cirugía -otros

Variable I Determinar el Tratamiento y evaluación nutricional del paciente con cáncer	Las dietas terapéuticas tiene como finalidad ayudar a la curación de la enfermedad y a veces pueden ser la base del tratamiento de una dolencia especifica	La dieto terapia va para diferentes tipos de patologías, coadyuvando con el tratamiento clínico	Está recibiendo algún tratamiento nutricional	-si -no -qué tipo
			Antes del tratamiento usted recibe una evaluación nutricional	-si -no
			Qué tipo de tratamiento nutricional está recibiendo	-Rico en proteínas y carbohidratos -Dieta normal -Dieta vegetaría -Ninguno
			Cuantas veces al día consume sus alimentos	-3 veces al día - 5 veces al día - más veces al día
			Al consumir sus alimentos sufre de.	-Nauseas -Perdida del gusto - Estreñimiento

			Usted conoce la vitamina B 17	-si -no
			Está usted de acuerdo en recibir una dieta vegetariana	- si - no -porque

2.3. Enfoque y Tipo de Investigación

Cuali – cuantitativo: Se tomó este tipo de enfoque para estudiar de manera científica una muestra reducida de pacientes con cáncer de mama etapa I, donde se realizará una entrevista, encuesta, etc.

2.3.1. Tipo de estudio

cuasi experimental: Ya que se trabaja con el paciente y se le dará una dieta estricta para reducir la cantidad de la reproducción rápida de células cancerosas

longitudinal: Cambios en el tratamiento dietoterapico según el mejoramiento del paciente.

Población y muestra

2.4.1. Población

Se tomará en cuenta a mujeres de 45-65 años con principios de menopausia y después de la menopausia; con síntomas de empiezo de cáncer de mama etapa I, para el tratamiento nutricional que son 102 pacientes.

2.4.2. Muestra

Las mujeres de 45 a 65 años que padecen cáncer de mama etapa I del hospital de clínicas que acuden a su tratamiento de quimioterapia, radioterapia, etc. Durante los 6 meses del 100% de las pacientes 100 mujeres que aceptaron en realizar el tratamiento nutricional voluntariamente.

2.4.3. Procedimientos para la obtención de la muestra

Se tomará en cuenta la muestra no probabilística en muestreo por conveniencia, porque los pacientes tienen recursos económicos y otros no cuentan con recursos económicos para el tratamiento clínico de los cuales el 100 % de las pacientes aceptaron 100 mujeres para el tratamiento nutricional.

2.5. Métodos, Técnica e Instrumentos

Métodos: El método que se implementará el método mixto ya que se integrará tanto la investigación cualitativa y cuantitativa donde se analizará los datos obtenidos.

Técnicas:

Encuesta: se usará este método con 10 preguntas de selección múltiple para proporcionarle al paciente mejor tratamiento nutricional.

Entrevista: se usará este método para conseguir información de la paciente como realizar la frecuencia de alimentos, preferencias alimentarias.

Revisión bibliográfica: revisiones de libros con prescripciones dietéticas para el mejor tratamiento

Revisión del historial clínico: para ver la evolución del paciente post quimioterapia y radioterapia.

Entrevista: con la paciente para determinar la selección de los alimentos.

Observación: el mejoramiento de la paciente

Tratamiento: Dieta terapéuticas para cáncer de mama.

2.5.1. Instrumentos de recolección de datos

Cuestionario de encuesta

Registro de las observaciones de la paciente

2.6. Contexto de la investigación

El entorno será pacientes ambulatorios y pacientes hospitalizados

El aspecto que influye es la aceptabilidad de la dieta prescripta y la tolerancia de sabores y olores ya que estos pacientes llegan a perder los sentidos del gusto y olfato por el tratamiento quimioterapico

Las costumbres alimentarias que tiene cada paciente influyen para la mejora del paciente

El costo de los suplementos dietéticos influye porque algunos no tienen recursos para adquirirlos

Capitulo III

Resultados y discusión de la investigación

Resultados

Metodología. - Se realizó un estudio Cualitativo – Cuantitativo. Se incluyeron 100 pacientes con cáncer de mama etapa I, donde las pacientes realizan sus tratamientos paliativos, como ser quimioterapia, radioterapia, cirugía, inmunoterapia, etc. En el hospital de clínicas en diferentes horarios.

El análisis se realizó de acuerdo a la encuesta que se realizó cuando algunos pacientes estaban ya realizando un tratamiento nutricional con lo cual se modificó su tratamiento al tipo de estudio y otros pacientes que no habían realizado ningún tratamiento nutricional.

3.1.- ¿Cuánto tiempo esta con el tratamiento?

Gráfico 1 Tiempo del tratamiento

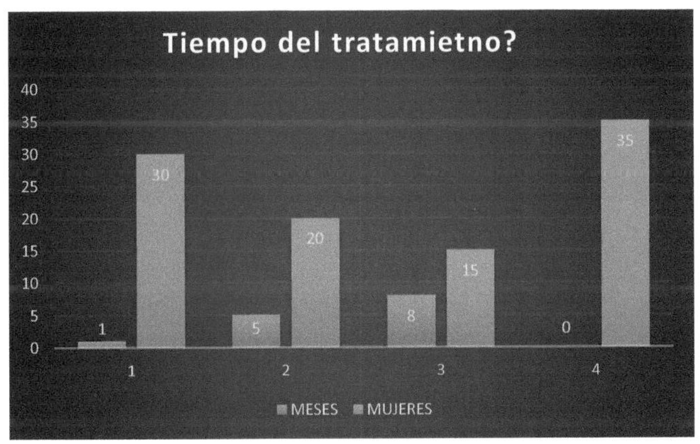

Fuente: elaboración propia

Resultado.- En el periodo del tratamiento del cáncer de mama las mujeres que están iniciando su tratamiento es de un 30% dado que su etapa de cáncer es de I, las mujeres que están en 5 meses de tratamiento es un 20% dado que están en etapa I y II del cáncer de mama, las mujeres que están en

8 meses están en un 15% dado que el cáncer está en un periodo de reducción ya que han hecho un

cambio en su estilo de vida (dieta, cumpliendo las horas del tratamiento), en ninguno están las mujeres

que aún no han empezado el tratamiento y son un 35% ya que tienen temor de no superar el cáncer,

pero aun así están por empezar su tratamiento por el bien de su familia

3.2.- ¿Qué tipo de tratamiento está recibiendo?

Gráfico 2 Tipo de Tratamiento

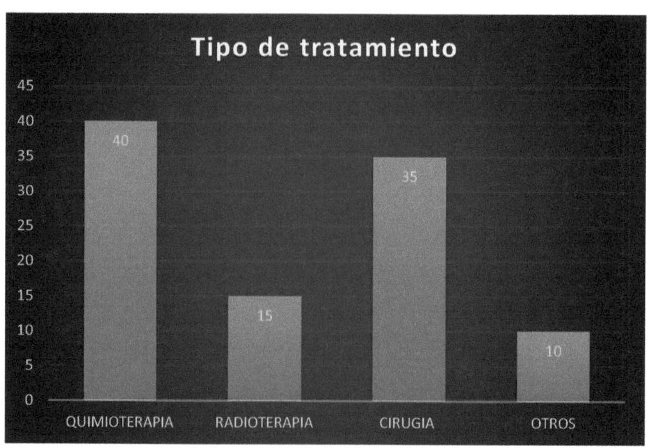

Fuente: elaboración propia

Resultado. - Las mujeres que han optado por la quimioterapia indican que es un tratamiento

efectivo, pero con un poco de efectos secundarios como ser pérdida del apetito, caída del pelo, etc.

Radioterapia las mujeres que optaron por este tratamiento las pacientes indican que es un tratamiento

muy agresivo ya que el cáncer está avanzando rápidamente que también tienen efectos adversos

como pérdida de peso, Cirugía las mujeres que optaron por este procedimiento, ya que la mastectomía

de ambos senos y la reconstrucción de los senos las ayudaron a reducir drásticamente el crecimiento del cáncer pero con un poco de efectos adversos como ser inflamación de los ganglios linfáticos, otros

es el trasplante de células madre y la inmunoterapia en los últimos estudios que se realizaron redujeron

el carcinoma, no presentan efectos secundarios del tratamiento al contrario las pacientes indican que

es un tratamiento costoso.

3.3.- ¿Está recibiendo algún tratamiento nutricional?

Gráfico 3 Tratamiento Nutricional

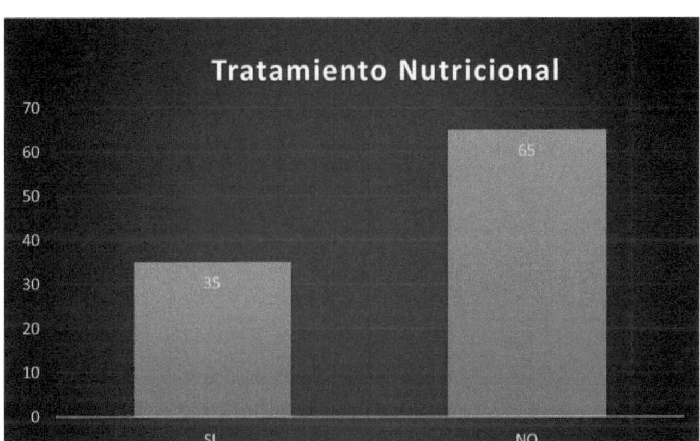

Fuente: elaboración propia

Resultado. - Las mujeres que están realizando el tratamiento nutricional de las cuales siguen unas

dietas Hiperproteicas = 10, Hiperproteica, Hipercalorica = 25 y las que no están realizando ningún

tratamiento nutricional ya que estas mujeres indican que por falta de tiempo no pasaron por un

consultorio de nutrición.

3.4.- ¿Antes del tratamiento usted recibe una evaluación nutricional?

Gráfico 4 Evaluación Nutricional

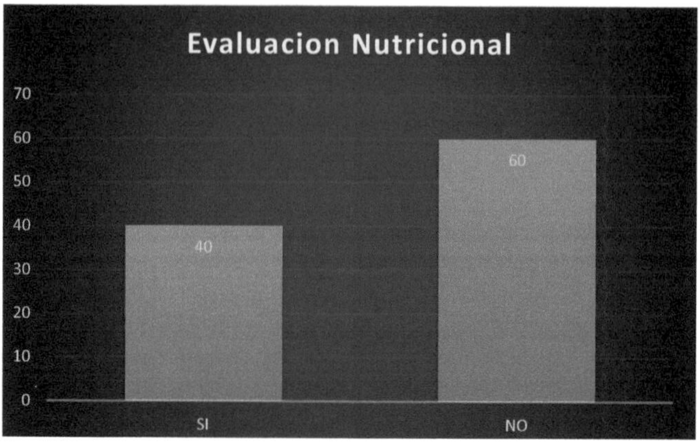

Fuente: elaboración propia

Resultado. - Las mujeres que optaron por una evaluación nutricional pasaron por el consultorio de nutrición indican que solo les realizaron Peso, Talla y no les realizaron el % de masa muscular, % de grasa y en las pacientes que no recibieron la evaluación nutricional es por falta de tiempo.

3.5.- ¿Qué tipo de tratamiento nutricional está recibiendo?

Gráfico 5 Tipo de Dieta

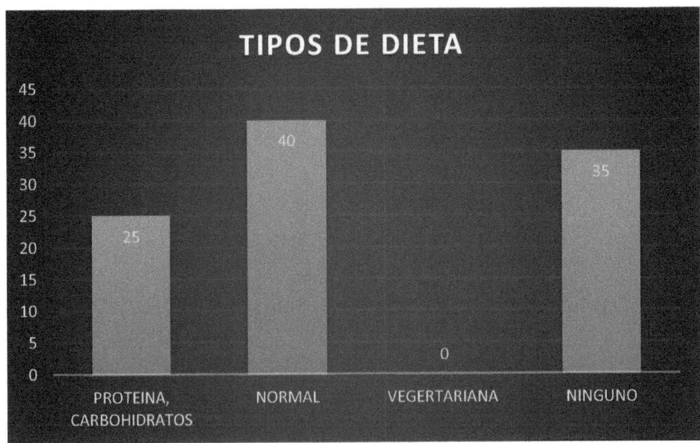

Fuente: elaboración propia

Resultado. - Las dietas que están recibiendo son Hiperproteica y Hipercalorica ya que estas mujeres están bajando de peso ya que perdieron el paladar por causa al tratamiento, dieta Normal son las pacientes que no recibieron ninguna orientación nutricional, dieta Vegetariana ninguna mujer está recibiendo esta dieta ya que desconocen como reemplazar la carne y piensan que es una dieta cara, ninguno es de 35% se reúsan a dejar de consumir alimentos procesados.

3.6.- ¿Cuantas veces al día consume sus alimentos?

Gráfico 6 Consumo de Alimentos

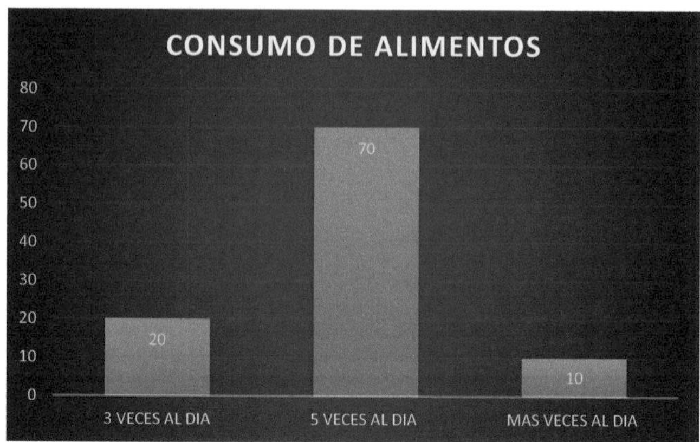

Fuente: elaboración propia

Resultado. - Las mujeres que consumen sus alimentos 3 veces al día son las pacientes que no cuentan con mucho recurso económico, las que consumen 5 veces al día son las pacientes que tratan de mantener su peso, las que consumen más veces al día sus alimentos son las pacientes que creen que pueden bajar de peso por el tratamiento que están reciñendo o son las pacientes que están en estado de obesidad.

3.7.- ¿Al consumir sus alimentos sufre de?

Gráfico 7 Malestares Alimentarios

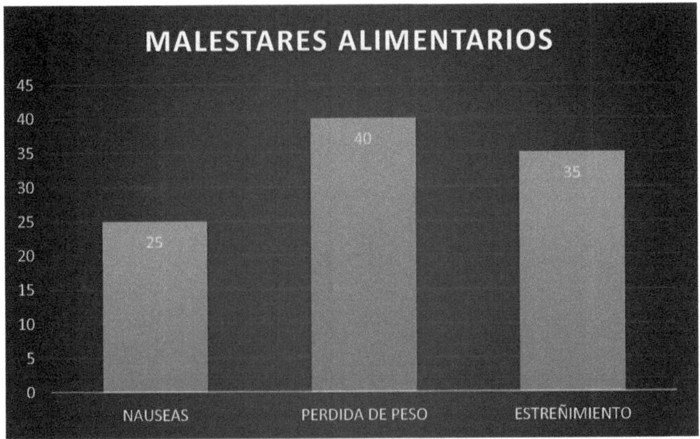

Fuente: elaboración propia

Resultado. - Las pacientes después de recibir su tratamiento farmacológico presentan efectos secundarios después de consumir sus alimentos como ser náuseas, pérdida de peso ya que presentan Diarrea, ERGE, estreñimiento lo que conllevan a dejar de consumir sus alimentos y pierdan de peso.

3.8.- ¿Usted conoce la vitamina B 17?

Gráfico 8 Vitamina B-17

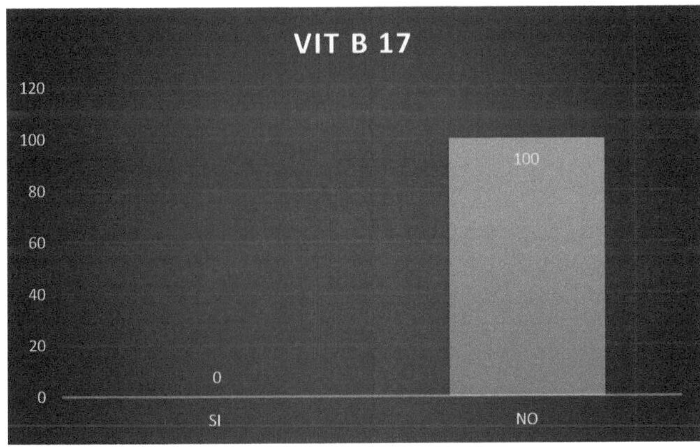

Fuente: elaboración propia

Resultado. - Las mujeres no conocen sobre esta vitamina ya que no recibieron información y lo importante es incluir en el tratamiento contra el cáncer

3.9.- ¿Está usted de acuerdo en recibir una dieta vegetariana?

Gráfico 9 Dieta Vegetariana

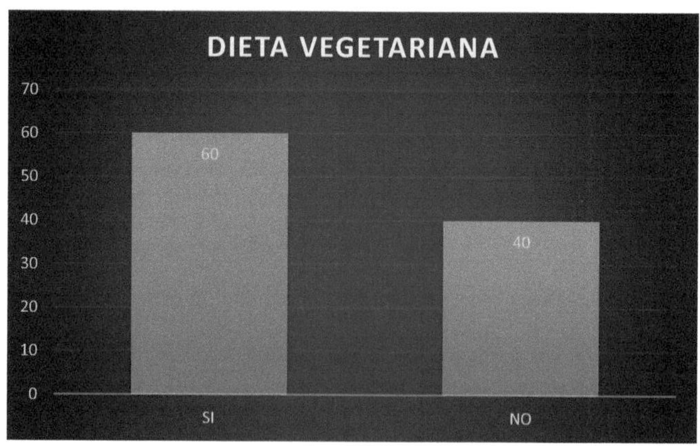

Fuente: elaboración propia

Resultado. - Las mujeres que aceptaron una alimentación vegetariana les ayudara a reducir el carcinoma, las mujeres que no quieren recibir la dieta son las que piensan que bajaran de peso, que es una dieta cara y que no ayudara con su tratamiento.

De acuerdo a los resultados de la encuesta se evidencio que se realizara un cambio en la alimentación de las pacientes para mejorar la calidad de vida y la reducción del carcinoma.

Se realizó a cada paciente una historia clínica dietética donde se realizó el pesaje, tallado, % de grasa, % de masa muscular (revisar anexos) de cada una y se observó las deficiencias nutricionales.

3.10.- Aspectos Nutricionales de las pacientes con cáncer

De 100 pacientes que se le pesaron y tallaron, 6 pacientes sufren de delgadez (desnutrición) donde se les aumentara por mes 200 – 500 kcal y cada mes se realizan el pesaje y tallado.

De 100 pacientes que se le pesaron y tallaron, 38 pacientes están normal por lo cual se mantendrá el mismo peso, en algunos casos se aumentará el peso para no pasar a la delgadez.

De 100 pacientes que se pesaron y tallaron, 39 pacientes sufren con sobrepeso por lo cual se modificó en las cantidades de las raciones de sus alimentos y modificación de sus horarios de acuerdo a los horarios de su trabajo.

De 100 pacientes que se pesaron y tallaron, 11 sufren obesidad grado I por lo cual se reducirá de 200 kcal – 500 kcal de su gasto energético total para bajar de peso, también se redujo la cantidad de sus porciones que habitualmente consumía y se aumentó el consumo de verduras, frutas y el consumo de agua.

De 100 pacientes que se pesaron y tallaron, 5 pacientes sufren de obesidad II por lo cual se modificó en la reducción de las porciones que consume, también se modificó el horario de consumo de sus alimentos de acuerdo al horario de trabajo, se aumentó el consumo de frutas, verduras, consumo de agua y se les derivo a un fisioterapeuta para que los evalúen y realicen una actividad física.

En los pacientes que están con sobrepeso, obesidad cada mes se realiza el pesaje y tallado de las pacientes para evidenciar si las pacientes están bajando de peso. (la evolución de los pacientes se encuentra en anexos)

3.11.- Plan de dietas de las pacientes con cáncer

Este plan alimentario se abarcará de acuerdo a los padecimientos actuales que sufre la paciente con cáncer, también abarcará a la antropometría tomada, datos bioquímicos.

Dieta Hiperproteica rica en Fibra para Diabético la cual seguirán 2 pacientes

Dieta Hiperproteica Hipocalórica rica en Fibra para Diabético la cual la seguirá 1 paciente.

Dieta Hiperproteica para Diabético la cual la seguirán 5 pacientes

Dieta Hiperproteica para Diabético rica en Hierro la cual la seguirá 1 paciente

Dieta Hiperproteica Hipercalórico, Hipograso para Diabético rica en Hierro la seguirá 1 paciente.

Dieta Hiperproteica, Hipocalórica, Hiposódica para Diabético, rica en Fibra la cual la seguirá 1 paciente.

Dieta Hiperproteica, Hipocalórica, Hipograso rica en Fibra la seguirán 3 pacientes.

Dieta Hiperproteica rica en Fibra de protección gástrica la seguirá 1 paciente.

Dieta Hiperproteica rica en Fibra y Hierro la seguirá 1 paciente.

Dieta Hiperproteica Hipercalórico rica en Fibra la seguirá 1 paciente.

Dieta Hiperproteica, Hipocalórica rica en Fibra la seguirán 4 pacientes.

Dieta Hiperproteica Hiposódica, rica en Fibra de protección gástrica la seguirá 1 paciente.

Dieta Hiperproteica rica en fibra la seguirán 15 pacientes.

Dieta Hiperproteica Hiposódica la seguirán 5 pacientes.

Dieta Hiperproteica, Hipocalórica, Hiposódica la segura 1 paciente.

Dieta Hiperproteica, Hiposódica de protección gástrica la seguirá 1 paciente.

Dieta Hiperproteica, Hipercalórico, Astringente la seguirán 2 pacientes.

Dieta Hiperproteica, Astringente la seguirán 7 pacientes

Dieta Hiperproteica, Hipograsa, la seguirán 2 pacientes.

Dieta Hiperproteica Hipercalórico de protección gástrica la seguirán 7 pacientes.

Dieta Hiperproteica Hipercalórico, de protección gástrica rica en Hierro la seguirá 1 paciente

Dieta Hiperproteica rica en Hierro la seguirá 1 paciente.

Dieta Hiperproteica, Hipocalórica, Hipograso la seguirán 3 pacientes.

Dieta Hiperproteica Hipercalórico la seguirán 2 pacientes.

Dieta Hiperproteica de protección gástrica la seguirán 18 pacientes.

Dieta Hiperproteica la seguirán 12 pacientes.

Este tipo de dietas se aplicó en los menús para los pacientes con cáncer donde evolucionaron de manera favorable de 100 pacientes, 40 pacientes mejoraron su alimentación y padecimientos actuales como Diarrea, Estreñimiento, ERGE, Mareos, Dislipidemias.

3.12.- Discusión de la investigación

El cáncer de mama es el problema de día a día de una mujer en el periodo del climaterio y se hace más común en nuestro medio. El problema que más prevalece es una alimentación muy deficiente en micronutrientes, pacientes que en el transcurso del tratamiento sus cuerpos no pueden soportar las cantidades de medicamentos ya que no tienen los nutrientes necesarios, efectos secundarios de los medicamentos.

Lo que nos indica que nuestra hipótesis es acertara ya que en los datos obtenidos de las pacientes demuestran que están mejorando su alimentación, obteniendo un peso aceptable, reduciendo el riesgo de sobrepeso – obesidad, así mismo se le está brindando a la paciente una mejor calidad de vida y apoyando a la reducción de la metástasis con una alimentación nutritiva y variada.

Capitulo IV

Propuesta

4.1.- Antecedentes

El cáncer de glándula mamaria puede definirse como una alteración neoplásica, caracterizada por la proliferación celular incontrolada y persistente en un área del tejido glandular mamario, de evolución lenta y asintomática; luego de 5 a 10 años, alcanza el estroma tisular, lo que contribuye a su diseminación a los ganglios linfáticos regionales y por vía hemática a órganos distantes.

El cáncer de mama es una de las incidencias morbi - mortalidad más prevalentes en los últimos años en lo cual cada año se va implementando más diagnósticos y tratamientos médicos – nutricionales nuevos con lo cual ayuda a los pacientes a la reducción del carcinoma.

4.2.- Objetivos

Capacitar al paciente y familiar sobre los alimentos que ayudan a tratar el cáncer

Realizar meriendas vegetarianas para la hora del tratamiento oncológico

4.3- Justificación

La investigación que se realizó sobre el tema de cáncer de mama es para poder evidenciar el comportamiento y los efectos de una alimentación vegetariana en beneficio de la paciente con cáncer de mama etapa I en el tratamiento de quimioterapia, radioterapia, cirugía, etc., para lo cual se elaboró menús de transición para cambiar el estilo de alimentación de los pacientes con cáncer de mama evidenciando el gran cambio que presenta una dieta vegetariana en la reducción del carcinoma, el progreso de la dieta es de manera lenta pero eficaz.

4.4.- Metodología

Se planteó una alimentación vegetariana a esto se está incluyendo la Leatril B-17 en la dieta que ayudara a la reducción del carcinoma y la suplementación con micronutrientes.

Se optó hacer un menú de transición de una dieta normal a una vegetariana para prevenir deficiencia de micronutrientes y como apoyo en la transición a la dieta se incluirá con la suplementación de micronutrientes.

4.5.- Apoyo nutricional

El requerimiento dietético recomendado para la ingesta de energía es el 20 – 100% por estrés, dependiendo la estadía del tumor.

Proteína es de 12 – 15%, lípidos es de 30 – 35%, hidratos de carbono es de 55 – 60% (19)

Ingesta de B- 17 es de 3.5g por día, se encuentra semillas de las frutas como ser: damasco, melocotón, uvas, semillas de alimentos sésamo, chía y frutos secos. Se lo debe de consumir molidos o triturados y de preferencia en un alimento dulce ya evitar el sabor agrio.

4.6. Meriendas durante el tratamiento oncológico

Las pacientes realizan su tratamiento oncológico en la mañana en cual ellas mismas llevan sus alimentos como una merienda.

Cabe de recalcar que el servicio de nutrición manda los alimentos a los pacientes oncológicos que reciben su tratamiento de quimioterapia y radioterapia, su merienda consiste en alimentos ricos en proteína de AVB, carbohidratos complejos, etc. Por esta razón se elaboró un plan de alimentación vegetariana para visualizar los cambios y mejora de las pacientes que aceptaron cambiar su estilo de alimentación para la lucha contra el cáncer.

4.6.1. Merienda primera semana

Lunes	Martes	Miércoles	Jueves	Viernes	Sábado	Domingo
Manzanas asadas con arándanos	Puddiing de chia	Brigadeiro de pito de cañahua y papaya picada	Bávaro de durazno	Crepas rellenas con frutilla y almendras	Barritas de cereales y jugo de damasco	Gelatina con manzana y galletas integrales

Fuente: Elaboración propia

4.6.2. Merienda segunda semana

Lunes	Martes	Miércoles	Jueves	Viernes	Sábado	Domingo
Natillas veganas de vainilla y chocolate	Brochetas de frutas y gelatina	Gachas de avena con fruta picada	Jugo de damasco con galletas de agua	Queque de zanahoria y bebible de tarwi	Jugo de arándonos y frambuesa, galletas de agua	Mochi con relleno de uva y bebible de soya

Fuente: Elaboración propia

4.6.3. Merienda Tercera semana

Lunes	Martes	Miércoles	Jueves	Viernes	Sábado	Domingo
Batido de chia y mango, galletas de maicena	Croissant de hojaldre vegano con jugo de piña	Coctel de frutas y frutos secos y cookies de chocolate	Sorpresa de papaya	Peras asadas con frutos secos	Flan dietético y galletas de avena	Gachas de avena con fruta picada

Fuente: Elaboración propia

4.6.4. Merienda Cuarta semana

Lunes	Martes	Miércoles	Jueves	Viernes	Sábado	Domingo
Crema de papaya y brawnie de palta	Jugo de uva con galletas de sésamo	Bávaro de platano y bebible de almendra	Croissant de hojaldre vegano con bebible de almendra	Mochi con relleno de damasco con jugo de naranja	Batido de melón y magdalenas de arándano	Brigadeiro de quinua con chocolate y jugo de pera

Fuente: Elaboración propia

4.6.5. Menús de transición a vegetariano del mes de Enero a Abril

Este menú de transición de una alimentación corriente a un menú vegetariano es el plan alimentario que se está proponiendo para los pacientes con cáncer de mama etapa I. el análisis químico del menú de un día está en anexos.

MENU DE TRANSICIÓN CORRESPONDIENTE DEL MES DE ENERO DE 2022

TIEMPO DE COMIDA	LUNES	MARTES	MIERCOLES	JUEVES	VIERNES	SABADO	DOMINGO
REFRESCO	MANZANA	LINAZA	PAPAYA	CEBADA	LIMONADA	ANIS	PITAYA
DESAYUNO							
BEBIDA CALIENTE	PITO DE CAÑAHUA	LECHE DE TARWI	WILLCAPARU	MAZAMORRA	AVENA	HOJUELA DE QUINUA	PITO DE QUINUA
ACOMPAÑANTE	GRANOLA, FRUTA PICADA	GALLETAS INTEGRALES	PAN MERMELADA	PAN Y FRANBUESA	PAN Y PLATANO	PAN Y MANGO	PAN MANJAR
ALMUERZO							
SOPA	SEMOLA	CABELLO DE ANGEL	VERDURAS	JANKAQUIPA	LAGUA DE MAIZ	ARROZ	CLARA
SEGUNDO BLANDA	FILETE DE POLLO EN SALSA DE PIÑA Y PAPAS SALTEADAS, ENSALADA DE VAINITA Y ZANAHORIA	QUINUA SALTEADA CON CARNE DE SOYA	HAMBURGUESA DE CARNE DE SOYA Y ENSALASA RUSA Y LECHUGA	ESCABECHE DE PESCADO DIETETICO Y ARROZ	GUISO DE GARBANZO	TALLARIN AL TUCO	PESCADO AL HORNO CON VERDURAS Y YUCA COCIDA
POSTRE	GELATINA	PITAYA	MANZANA AL HORNO	FRANBUESA	ARANDANO	COCTEL DE FRUTAS	PERA
MERIENDA DE MEDIA TARDE							
BEBIDA CALIENTE	LECHE DE SOYA	LINAZA MOLIDA	AVENA	COMPOTA DE FRUTAS	PITO DE CAÑAHUA	AVENA	LINAZA MOLIDA
ACOMPAÑANTE	PAN	PAN MANJAR	PAN	PAN	PAN MERMELADA	PAN	PAN
CENA							
SEGUNDO BLANDA	MINI PIQUI CON CARNE DE SOYA	ALBONDIGAS DE RES EN SALSA MADERA Y ARROZ A LA JARDINERA	BIFE AL JUGO CON CAMOTE, ENSALADA DE ZANAHORIA Y VAINITA	CAZUELA DE RES	ALBONDIGAS DE RES EN SALSA DE TOMATE Y PURE DE PAPA	BIFE AL CHAMPIÑON CON PAPA ENSALADA DE CAROTE Y TOMATE	ESTOFADO DE CARNE DE SOYA CON ARROZ

Cuadro 6 Menú Febrero

MENU DE TRANSICIÓN CORRESPONDIENTE DEL MES DE FEBRERO DE 2022

TIEMPO DE COMIDA	LUNES	MARTES	MIERCOLES	JUEVES	VIERNES	SABADO	DOMINGO
REFRESCO	LINAZA	CEREZA	PITAYA	CHIA	TORONJIL	ANIS	LINAZA ENTERA
DESAYUNO							
BEBIDA CALIENTE	LINAZA MOLIDA	AVENA	LECHE DE ALMNEDRA	TODDY	COMPOTA DE FRUTAS	HOJUELA DE QUINUA	YOGURT DE FRUTAS
ACOMPAÑANTE	PAN, DAMASCO	GALLETAS DE AGUA	PAN MERMELADA	PAN, MANGO	PAN	GALLETAS DE AGUA	GRANOLA
ALMUERZO							
SOPA	VERDURAS	CABELLO DE ANGEL	VERDURAS	SEMOLA	VERDURAS	SEMOLA	FIDEO
SEGUNDO BLANDA	SUFLE DE VERDURAS Y ARROZ	TALLARIN SALTEADO	BROCHETAS DE PESCADO PAPA SALTEADA Y LECHUGA	GUISO DE POROTO Y ARROZ	TRUCHA EMPANIZADA A LA PLANCHA Y TALLARIN CON VERDURAS	NIÑOS ENVUELTOS DE RES EN SALSA AGRIDULCE Y ARROZ	POLLO AL HORNO, PAPA AL HORNO ENSALADA DE LECHUGA, TOMATE Y CEBOLLA
POSTRE	PITAYA	CREMA DE PAPAYA	GELATINA CON PERA	CREMA DE PIÑA	PAPAYA PICADA	COCTEL DE FRUTAS	GELATINA
MERIENDA DE MEDIA TARDE							
BEBIDA CALIENTE	TODDY	LECHE DE AJONJOLI	AVENA	LINAZA MOLIDA	LECHE DE TARWI	LICUADO DE PERA	LINAZA MOLIDA
ACOMPAÑANTE	PAN	PAN MANJAR	PAN	PAN	PAN MERMELADA	PAN	PAN
CENA							
SEGUNDO BLANDA	BIFE AL JUGO Y PURE DE PAPA Y TOMATE	JAKONTA	BIFE AL JUGO Y ARROZ A ALA JARDINERA	PESCADO AL HORNO CON VERDURAS Y YUCA	ALBONDIGAS DE RES EN SALSA DE TOMATE Y PURE DE PAPA	FIDEO A LA VALENCIANA CON POLLO	BIFE AL JUGO CON CAMOTE, ENSALADA DE ZANAHORIA Y VAINITA

Cuadro 7 Menú Marzo

MENU DE TRANSICION CORRESPONDIENTE AL MES DE MARZO DE 2022

TIEMPO DE COMIDA	LUNES	MARTES	MIERCOLES	JUEVES	VIERNES	SABADO	DOMINGO
REFRESCO	QUINOTO	CEREZA	PITO	CEBADA	CARAMBOLA	ANIS	MARACUYA
DESAYUNO							
BEBIDA CALIENTE	LECHE DE SESAMO	WILLCAPARU	QUINUA CON MANZANA	PITO DE CAÑAHUA	AVENA	HOJUELA DE QUINUA	LECHE DE SOYA
ACOMPAÑANTE	PANQUEQUES	PAN, SANDIA	PAN MERMELADA	PAN, MELON	PAN, NARANJA	PAN, PAPAYA	PAN MANJAR
ALMUERZO							
SOPA	LAGUA DE CHOCLO	CABELLO DE ANGEL	VERDURAS	ARROZ	JANKAQUIPA	SEMOLA	FIDEO
SEGUNDO BLANDA	CARNE DE SOYA AL JUGO CON PAPA ENSALADA DE CAROTE Y ZANAHORIA	CORDON BLUE DE PESCADO CON ARROZ CHAUFA SIN HUEVO	AJI DE FIDEO CON CARNE DE SOYA	TALLARIN SALTEADO DIETETICO	PESCADO A LA PLANCHA EN SALSA DE TOMATE, CAMOTE Y ENSALADA DE LECHUGA Y RODELAS DE TOMATE	LAZAÑA VEGETARIANA	MILANESA DE POLLO, ARROZ Y ENSALADA RUSA
POSTRE	MOUSSE DE PIÑA CON LECHE DE SOYA	CREMA DE PAPAYA	PITAYA	NARANJA	PAPAYA PICADA	COCTEL DE FRUTAS	GELATINA
MERIENDA DE MEDIA TARDE							
BEBIDA CALIENTE	CHIA	LECHE DE TARWI	YOGURT GRIEGO	LINAZA MOLIDA	CEFE DE CEBADA	LECHE DE SOYA	LINAZA MOLIDA
ACOMPAÑANTE	PAN, NARANJA	GALLETAS DE AVENA	GALLETAS DE AGUA	PAN	PAN MERMELADA	PAN	PAN, PITAYA
CENA							
SEGUNDO BLANDA	ALBONDIGAS DE RES EN SALSA MADERA Y ARROZ A LA JARDINERA	ESTOFADO DE RES CON PAPA	BIFE AL JUGO Y ARROZ A ALA JARDINERA	HAMBURHUESA DE CARNE DE SOYA Y ARROZ A LA JARDINERA	BIFE AL JUGO Y ENSALADA RUSA Y RODELAS DE TOMATE	ALBONDIGAS DE RES EN SALSA DE TOMATE Y PURE DE PAPA	BIFE AL JUGO CON CAMOTE, ENSALADA DE ZANAHORIA Y VAINITA

MENU VEGETARIANO CORRESPONDIENTE DEL MES DE ABRIL DE 2022

TIEMPO DE COMIDA	LUNES	MARTES	MIERCOLES	JUEVES	VIERNES	SABADO	DOMINGO
REFRESCO	MANZANA	PITAYA	MANZANILLA	CHIA	TORONJIL	SANDIA	LINAZA ENTERA
DESAYUNO							
BEBIDA CALIENTE	YOGURT DE FRUTAS	PITO DE CEBADA	MAZAMORRA DE AVENA Y PASAS	LECHE DE AJONJOLI	AVENA	HOJUELA DE QUINUA	DAMASCO
ACOMPAÑANTE	GRANOLA	PAN, DURAZNO	PAN	PAN	PAN, HIGO	PAN	PAN MANJAR
ALMUERZO							
SOPA	HOJUELA DE QUINUA	VERDURAS	LAGUA DE CHUÑO	CREMA DE VERDURAS	SEMOLA	ARROZ	FIDEO
SEGUNDO BLANDA	FILETE DE CARNE DE SOYA AL JUGO CON PAPA ENSALADA DE CAROTE Y ZANAHORIA	GUISO DE LENTEJA CON ARROZ	MILANESA DE BERENJENA CON PAPA ENSALADA DE ACHOJCHA, ZANAHORIA Y BROTES DE QUINUA	MACARRONES A LA ITALIANA	LAZAÑA VEGETARIANA	TALLARIN SALTEADO DIETETICO	APANADO DE CARNE DE SOYA CON PAPA Y ENSALADA DE CALABAZA Y ESPARRAGOS
POSTRE	GELATINA	CREMA DE PAPAYA	FLAN DIETETICO	CREMA DE PIÑA	PAPAYA PICADA	COCTEL DE FRUTAS	GELATINA
MERIENDA DE MEDIA TARDE							
BEBIDA CALIENTE	LECHE DE SESAMO	COMPOTA DE FRUTOS SECOS	JUGO DE DAMASCO	LINAZA MOLIDA	TE DE FRUTAS	LECHE DE SESAMO	LINAZA MOLIDA
ACOMPAÑANTE	PAN	GSLLETAS DE AGUA	PAN	PAN, UVA	PAN MERMELADA	PAN	PAN, PERAMOTA
CENA							
SEGUNDO BLANDA	ALBONDIGAS DE CARNE DE SOYA EN SALSA MADERA Y ARROZ A LA JARDINERA	ASADO DE BERENJENA Y CAMOTE ENSALDA DE VERURAS MIXTAS	MACARRONES A LA JARDINERA	CAZUELA	ALBONDIGAS DE SOYA EN SALSA DE TOMATE Y PURE DE PAPA	TORTILLA ESPAÑOLA	FILETE DE CARNE DE SOYA AL JUGO CON CAMOTE, ENSALADA DE ZANAHORIA Y VAINITA

Cuadro 8 Menú Abril

4.7.- Alcance

El alcance de este proyecto es ver el avance del tratamiento dietoterapico vegetariano en el mejoramiento del cáncer de mama etapa I del hospital de clínicas.

4.8.- Metas

El profesional nutricionista debe realizar cada mes la antropometría de seguimiento a las pacientes con cáncer para evitar la desnutrición y obesidad en los pacientes con cáncer.

4.9.- Cronograma de actividades. –

N°	Resultados/Actividades	Enero – Febrero				Marzo - Abril				Mayo – Junio				Julio – Agosto			
		1	2	3	4	1	2	3	4	1	2	3	4	1	2	3	4
1	Establecer el marco teórico y revisión bibliográfica	x		X													
2	Búsqueda de tratamiento oncológico y dietoterapico		x		X												
3	Elaboración y entrega de encuestas a los pacientes					X		X									
4	Revisión del historial clínico						X		X								
5	Evaluación nutricional a los pacientes					X			X	X							
6	Seguimiento de la evaluación del paciente											X		x	x	x	X
7	Capacitaciones sobre hábitos alimentarios a pacientes					x				X					X		
8	Capacitaciones sobre la alimentación a los pacientes						x					x				X	
9	Capacitaciones sobre la alimentación a los familiares								x				x				x
10	Diseñar el plan dietoterapico										x	X					
11	Diseñar el menú para el paciente											X					
12	Realizar cambios en la dieta del paciente												x		X		
13	Evaluación nutricional: control del peso											x			x		
14	Evaluación del oncólogo encargado													x		X	

4.10.- Financiamiento. –

El financiamiento corresponde a los costos de las preparaciones del menú presentado, los costos pueden variar de acuerdo a la preparación

Cuadro 9 Costos de una preparación de un día

Tiempo	Preparación	Costo
Desayuno	Mazamorra de avena y uvas pasas, pan integral	4 bs
Merienda	Queque de zanahoria y bebible de tarwi	6 bs
Almuerzo Sopa Segundo	Lagua de chuño Milanesas de Berenjena, papa ens. Achojcha, zanahoria y brotes de quinua	10 bs
Postre	Flan dietético	2 bs
Te	Jugo de durazno y pan	4 bs
Cena	Macarrones a la jardinera	8 bs
Total		34 bs

Fuente: Elaboración propia

Conclusión

Con toda la información recabada se puede comprender que la dieta para este tipo de paciente puede mejorar la calidad de su estilo de vida, tanto en la recuperación o en su tratamiento y prolongando su tiempo de vida o mejoramiento.

El estilo de alimentación para estas mujeres puede variar de acuerdo a su diagnóstico nutricional, viendo el efecto a como asimila la dieta en su organismo y poder modificarla.

Según el IMC que se diagnosticó de cada paciente se observó que la gran mayoría tenia sobrepeso y obesidad esto se debe por el tipo de alimentación que tenían según que se realizó su anamnesis, también que la gran mayoría no hace actividad física, de acuerdo a esos diagnósticos nutricionales se realizara la dieta y también teniendo en cuenta que con la dieta se puede recudir de peso para que la paciente este en un estado nutricional normal y mantener en un peso optimo hasta que se recupere o prolongar su tiempo de vida. Por esta razón se deberá realizar varios tipos de balance nutricional para poder reducir el carcinoma, viendo los datos de laboratorio y exámenes histológicos de la mama para poder modificar la dieta y suplementando, así habrá un mejoramiento de la paciente y se cambiará de poco a poco su estilo de vida juntamente con su tratamiento que está realizando. Para la verificación si hay una posible reducción del carcinoma se lo realizara de acuerdo a los exámenes que se le pedirá el médico y la nutricionista que está haciendo el seguimiento, para modificar o no la dieta prescripta.

Recomendaciones

En todo lo investigado se debe tener más cuidado con el paciente en el momento de realizar la dieta para que no lo rechace por el tipo de tratamiento que se realiza, mejorar sus sentidos del gusto y de olfato con la preparación para que el paciente pueda comer, también ver que el paciente este consumiendo la preparación realizada ver que la acepte o no para modificar la dieta propuesta.

También tener en cuenta que se debe duplicar y triplicar los micronutrientes por la pérdida de los mismos en cada tratamiento que se realiza para que el paciente no se descompense, esto se deberá tener en cuenta en su alimentación y también suplementar.

Se recomendará al paciente que vaya a fisioterapia para que le recomiende algún tipo de ejercicio según su condición.

Anexos N° 1 Incremento del peso en Delgadez

Evolución del peso de los pacientes que sufren Delgadez (Desnutrición)

Pacientes	Antropometría	Mes 1	Mes 2	Mes 3	Mes 4
P – 18	Peso = 48 kg Talla = 160 cm Imc = 18,7	48 kg 18,7	48,5 kg 18,9	49,5 kg 19.3	49,8 kg 19,4
P – 26	Peso = 45 kg Talla = 163 cm Imc = 17	46 kg 17	46 kg 17	47,5 kg 17.9	46 kg 17
P – 28	Peso = 45 kg Talla = 158 cm Imc = 18	45 kg 18	45 kg 18	45 kg 18	46 kg 18.6
P – 31	Peso = 45 kg Talla = 157 cm Imc = 18,2	46, kg 18.7	47,9 kg 19.4	46 kg 18.7	47,3 kg 19.2
P - 39	Peso = 45 kg Talla = 160 cm Imc = 17,6	46 kg 18	47 kg 18.3	48 kg 18.7	48,5 kg 19
P - 43	Peso = 40 kg Talla = 156 cm Imc = 16,4	41,5 kg 17	42,7 kg 17.5	42,9 kg 17.6	43 ,5 17.9

Evaluación del peso de los pacientes con Sobrepeso					
Pacientes	Antropometría	Mes 1	Mes 2	Mes 3	Mes 4
P - 2	Peso = 65 kg	65 kg	65 kg	64 kg	63 kg
	Talla = 158 cm				
	Imc = 26	26	26	25.6	25.2
P - 6	Peso = 80 kg	78 kg	77 kg	75 kg	74 kg
	Talla = 170 cm				
	Imc = 27.7	26.9	26.6	25.9	25.6
P - 7	Peso = 67 kg	66 kg	65 kg	64 kg	63 kg
	Talla = 152 cm				
	Imc = 29	28.5	28.1	27.7	27.2
P - 8	Peso = 70	69 kg	69 kg	68 kg	67 kg
	Talla = 155 cm				
	Imc = 29.1	28.7	28.7	28.3	27.9
P - 10	Peso = 70 kg	69 kg	68 kg	67 kg	66 kg
	Talla = 158 cm				
	Imc = 28	27.6	27.2	26.8	26.4
P - 13	Peso = 63 kg	63 kg	62 kg	61 kg	60 kg
	Talla - 152 cm				
	Imc = 27.3	27.3	26.8	26.4	25.9

P - 14	Peso = 67 kg	66 kg	65 kg	64 kg	63 kg
	Talla = 153 cm				
	Imc = 28,6	28.2	27.7	27.3	26.9
P - 19	Peso = 60 kg	59 kg	58 kg	57 kg	56 kg
	Talla = 150 cm				
	Imc = 26.7	26.2	25.8	25.3	23.5
P - 20	Peso = 75 kg	74 kg	73 kg	72 kg	71 kg
	Talla = 160				
	Imc = 29.3	28.9	28.5	28.1	27.7
P - 23	Peso = 65 kg	65 kg	64 kg	63 kg	62 kg
	Talla = 154 cm				
	Imc = 27.4	27.4	26.9	26.5	26.1
P - 27	Peso = 65 kg	65 kg	65 kg	64 kg	63 kg
	Talla = 155 cm				
	Imc = 27	27	27	26.6	26.2
P - 29	Peso = 73 kg	72 kg	71 kg	70 kg	70 kg
	Talla = 162 cm				
	Imc = 27.8	27.4	27	26.6	26.6
P - 33	Peso = 67 kg	68 kg	68 kg	67 kg	66 kg
	Talla = 159 cm				
	Imc = 26.5	26.9	26.9	26.5	26.1
P - 36	Peso = 75 kg	74 kg	73 kg	72 kg	71 kg

	Talla = 165 cm				
	Imc = 27.5	27.2	26.8	26.4	26
P - 38	Peso = 63 kg	62 kg	61 kg	61 kg	61 kg
	Talla = 158 cm				
	Imc = 25.6	24.8	24.4	24.4	24.4
P - 40	Peso = 65 kg	64 kg	63 kg	62 kg	61 kg
	Talla = 150 cm				
	Imc = 27	28.4	28	27.5	27.1
P - 44	Peso = 70 kg	70 kg	69.5 kg	68 kg	67 kg
	Talla = 163 cm				
	Imc = 26.3	26.3	26.1	25.6	25.2
P - 48	Peso = 68 kg	67 kg	66 kg	65 kg	65 kg
	Talla = 159 cm				
	Imc = 27	26.5	26.1	25.7	25.7
P - 54	Peso = 60 kg	59 kg	58 kg	58 kg	58 kg
	Talla = 155 cm				
	Imc = 25	24.5	24.1	24.1	24.1
P - 55	Peso = 76 kg	75 kg	74 kg	73,2 kg	72.1 kg
	Talla = 163 cm				
	Imc = 28.6	28.2	27.8	27.5	27.1
P - 56	Peso = 65 kg	64 kg	63 kg	63 kg	63 kg
	Talla = 160 cm				
	Imc = 25.4	25	24.6	24.6	24.6

P - 57	Peso = 55 kg	54 kg	53 kg	53 kg	52 kg
	Talla = 145 cm				
	Imc = 26	25.7	25.2	25.2	24.7
P - 60	Peso = 74 kg	73 kg	72 kg	70.4 kg	59 kg
	Talla = 159 cm				
	Imc = 29.3	28.9	28.5	27.8	23.3
P - 69	Peso = 54 kg	54 kg	54 kg	53 kg	52 .2 kg
	Talla - 145 cm				
	Imc = 27.5	25.7	25.7	25.2	24.8
P - 71	Peso = 64 kg	63 kg	64 kg	63 kg	62 kg
	Talla = 157 cm				
	Imc = 25.9	25,5	25.9	25.5	25.1
P - 73	Peso = 62 kg	61 kg	60 kg	58.6 kg	57.1 kg
	Talla = 1.55 cm				
	Imc = 25.8	25.4	25	24.5	23.8
P -75	Peso = 53 kg	52.7 kg	51 kg	51 kg	51 kg
	Talla = 145 cm				
	Imc = 25.2	25	24.2	24.2	24.2
P - 77	Peso = 67 kg	67 kg	67 kg	66 kg	65 kg
	Talla = 157 cm				
	Imc = 27.2	27.2	27.2	26.8	26.4
P - 79	Peso = 65 kg	64 kg	63 kg	62.3 kg	61 kg

	Talla = 150 cm				
	Imc = 28.8	28.4	28	27.7	27.1
P - 83	Peso = 53 kg	52 kg	51 kg	50 kg	50 kg
	Talla = 143 cm				
	Imc = 25.9	25.4	25	24,4	24.4
P -84	Peso = 68 kg	69 kg	70 kg	69 kg	68 kg
	Talla = 155 cm				
	Imc = 28.3	28.7	29.1	28.7	28.3
P - 86	Peso = 80 kg	80 kg	78.4 kg	77.1 kg	76.8 kg
	Talla = 164 cm				
	Imc = 29.7	29.7	29.1	28.7	28.5
P - 90	Peso = 63 kg	64 kg	63 kg	62 kg	61.5 kg
	Talla = 151 cm				
	Imc = 27.6	28.1	27.6	27.2	27
P - 91	Peso = 57 kg	56 kg	56 kg	56 kg	54 kg
	Talla = 147 cm				
	Imc = 26.4	26	26	26	24.9
P - 92	Peso = 56 kg	56 kg	56 kg	55 kg	54 kg
	Talla = 144 cm				
	Imc = 27	27	27	26.5	26
P - 93	Peso = 58 kg	57 kg	56 kg	55 kg	54 kg
	Talla = 146 cm				
	Imc = 27.6	26.7	26.2	25.8	25.3

P - 97	Peso = 65 kg	65 kg	64 kg	63 kg	63 kg
	Talla = 153 cm				
	Imc = 27.8	27.8	27.3	26.9	26.9
P - 98	Peso = 59	58 kg	57 kg	56 kg	55 kg
	Talla = 145 cm				
	Imc = 28.1	27.5	27.1	26.6	26.1

Anexos N° 3 Reducción del peso en Obesidad Grado I y II

Evolución del peso de los pacientes con Obesidad grado II y III					
Pacientes	Antropometría	Mes 1	Mes 2	Mes 3	Mes 4
P - 17	Peso = 75 kg	75 kg	73 kg	71,5 kg	70 kg
	Talla = 145 cm				
	Imc = 35,7	35.7	34.7	34	33.3
P - 32	Peso = 92 kg	91 kg	90 kg	89,5 kg	88 kg
	Talla = 163 cm				
	Imc = 37	34.2	33.9	33.6	33.1
P - 37	Peso = 85 kg	85 kg	84 kg	83 kg	82,4 kg
	Talla = 150 cm				
	Imc = 37,8	37.8	37.3	36.9	36.6
P- 53	Peso = 95 kg	94 kg	93,4 kg	92,7 kg	90 kg
	Talla = 156 cm				

	Imc = 39	38.6	38.4	38.1	36.9
P - 82	Peso = 87 kg	86 kg	85,7 kg	84,1 kg	83,6 kg
	Talla = 160 cm				
	Imc = 34	33.6	33.5	32.8	32.6

Anexos N° 4 Reducción del peso en Obesidad Grado I

Evaluación del peso de los pacientes con Obesidad graso I					
Pacientes	Antropometría	Mes 1	Mes 2	Mes 3	Mes 4
P - 1	Peso = 85 kg	83 kg	83 kg	82 kg	81 kg
	Talla = 165 cm				
	Imc = 31.2	30.5	30.5	30.1	29.7
P - 3	Peso = 70 kg	69 kg	67 kg	66 kg	65 kg
	Talla = 150 cm				
	Imc = 31.1	3o	29.8	29.3	28.9
P - 11	Peso = 75 kg	73 kg	72 kg	71 kg	69 kg
	Talla = 152 cm				
	Imc = 32.5	31.6	31.2	30.7	29.8
P - 22	Peso = 83 kg	81 kg	80 kg	79 kg	78 kg
	Talla = 163 cm				
	Imc = 31.1	30.5	30.1	29.7	29.3
P - 24	Peso = 67 kg	66 kg	65 kg	64 kg	63 kg

	Talla = 148 cm				
	Imc = 30.6	30.1	29.7	29.2	28.7
P - 35	Peso = 70 kg	70 kg	68 kg	67 kg	66 kg
	Talla = 145 cm				
	Imc = 33.3	33.3	32.3	31.9	31.3
P- 40	Peso = 76 kg	76 kg	76 kg	75 kg	74 kg
	Talla = 160 cm				
	Imc = 30	29.7	29.7	29.3	28.9
P - 41	Peso = 76 cm	75 kg	75 kg	74 kg	73 kg
	Talla = 154 cm				
	Imc = 32	31.6	31.6	31.2	30.7
P - 50	Peso = 78 kg	76 kg	76 kg	75 kg	74 kg
	Talla = 156 cm				
	Imc = 32	31.2	31.2	30.8	30.4
P - 60	Peso = 89 kg	88 kg	87 kg	86 kg	85 kg
	Talla = 162				
	Imc = 33.9	33.5	33.1	32.7	32.3
P -99	Peso = 75 kg	74 kg	73 kg	72 kg	70 kg
	Talla = 157 cm				
	Imc = 30.4	30	29.6	29.2	28.4

ANALISIS QUIMICO

EM PODE COMID	ombre del aliment	CANTIDAD g.	Calorias Kcal.	Proteinas Prot(g)	grasas Lip(g)	Carbohid. Glu(g)	Fibra Fib.(mg)	Calcio Ca(mg)	Fosforo P(mg)	Hierro Fe(mg)	Sodio Na(mg)	Potasio k(mg)	Zinc Zn(mg)	Vit. A A(mcg)	Vit. B1 B1(mg)	Vit. B2 B2(mg)	Niacina PP(mg)	Vit. C C (mg)
DESAYUNO			-	-	-	-	-	-	-	-	-	-	-	-	-	-	-	-
PITO DE CAÑAHUA Y GRANOLA CON PLATANO Y UVA PICADO	CAÑAHUA PITO	15.00	52.20	2.19	0.71	10.17	0.92	23.55	55.95	2.04	-	-	-	-	0.02	0.08	0.24	0.15
	GRANOLA	80.00	338.40	9.20	5.92	62.08	-	220.00	180.00	4.96	79.20	267.20	-	600.00	0.16	0.24	3.04	16.00
	AZUCAR	15.00	58.05	-	-	14.98	-	-	-	-	0.30	0.20	-	-	-	-	-	-
	PLATANO GUAY	50.00	46.50	0.61	0.23	11.79	0.15	4.50	17.50	0.55	0.50	210.00	0.12	-	0.02	0.03	0.28	4.00
	UVA NEGRA	20.00	15.80	0.10	0.10	4.10	0.08	2.60	6.60	1.60	0.40	64.00	0.02	2.40	0.01	0.01	0.09	0.60
SOB ALIM	MANZANA	20.00	13.40	0.06	0.04	3.55	0.26	1.80	2.60	0.16	0.20	19.20	0.02	1.40	0.01	0.01	0.06	1.60
MANZANA ASADA CON ARANDANOS	MIEL DE ABEJA	20.00	67.60	0.20	0.07	17.11	-	9.60	3.80	1.42	1.40	2.00	-	-	-	-	0.09	0.40
	ARANDANO	20.00	10.00	0.10	0.04	2.60	0.08	2.40	5.40	0.08	0.20	38.00	0.01	3.00	0.01	0.01	0.09	2.20
ALMUERZO	CARNE BLANDA	20.00	27.00	4.04	0.57	1.16	0.16	1.60	44.20	0.76	13.80	73.40	0.86	15.20	0.01	0.04	0.55	-
SOPA DE SEMOLA	ZAPALLO	10.00	3.00	0.11	0.01	0.76	0.13	3.20	3.40	0.10	0.06	48.00	0.02	30.00	0.01	0.01	0.07	1.00
	PAPA SIN CASC	30.00	27.90	0.81	0.03	4.34	0.12	1.20	11.10	0.30	2.10	132.00	-	-	0.02	0.02	0.33	3.60
	ZANAHORIA	10.00	3.50	0.09	0.11	0.81	0.10	2.90	3.10	0.04	4.40	40.80	0.03	66.70	0.00	0.02	0.10	0.50
	CEBOLLA CABE	10.00	3.70	0.10	0.02	0.55	0.05	2.90	3.50	0.06	-	15.10	0.01	0.80	0.00	0.01	0.04	0.50
	REPOLLO	10.00	2.60	0.12	0.02	0.61	0.07	3.00	2.00	0.11	1.00	22.70	0.15	4.60	0.01	0.01	0.05	4.30
	PIMENTON	10.00	3.10	0.13	0.02	0.75	0.14	2.10	2.90	0.11	0.08	17.00	0.02	5.40	0.01	0.03	0.01	5.50
	SEMOLA	12.00	41.52	1.44	0.12	9.00	0.04	1.44	16.80	0.18	0.96	22.80	-	-	0.02	0.01	0.01	-
SEGUNDO	POLLO	100.00	170.00	18.20	10.20	-	-	14.00	200.00	1.50	108.00	264.00	1.40	-	0.08	0.16	9.00	-
POLLO A LA PLANCHA EN SALSA DE PIÑA, PAPA SALTEADA, ENS. DE ZANAHORIA Y VAINITA	PAPA SIN CASC	150.00	139.50	4.07	0.15	31.68	0.60	6.00	55.50	1.50	10.50	660.00	-	-	0.12	0.09	1.64	18.00
	ZANAHORIA	10.00	3.50	0.09	0.11	0.81	0.10	2.90	3.10	0.04	4.40	40.80	0.03	66.70	0.00	0.02	0.10	0.50
	VAINITA	40.00	14.00	1.12	0.07	2.97	0.68	19.20	15.20	0.52	1.20	40.00	0.12	20.80	0.04	0.03	0.38	6.40
	ACEITE VEGETA	10.00	88.00	0.02	9.92	-	-	0.50	0.30	0.07	0.02	0.01	-	0.30	0.05	0.01	0.04	-
	PIÑA	50.00	21.50	0.31	0.09	5.55	0.20	9.00	6.50	0.25	0.30	114.50	0.13	5.50	0.04	0.03	0.14	5.00
POSTRE	GELATINA	20.00	80.00	0.84	0.16	18.79	-	9.20	0.40	0.34	60.00	42.00	-	11.80	-	-	0.02	0.40
GELATINA	-		-	-	-	-	-	-	-	-	-	-	-	-	-	-	-	-
TE	SOYA	15.00	61.50	5.10	2.82	4.98	0.96	40.65	96.75	1.73	0.60	285.00	0.45	-	0.06	0.04	0.28	0.15
LECHE DE SOYA Y PAN INTEGRAL	AZUCAR	15.00	58.05	-	-	4.98	-	-	-	-	0.30	0.20	-	-	-	-	-	-
	PAN INTEG. TRI	50.00	128.00	4.50	0.75	28.75	0.50	24.50	104.50	1.80	465.00	104.00	2.50	-	0.10	0.07	1.10	-
CENA	SOYA	50.00	205.00	17.02	9.40	16.59	3.20	135.50	322.50	5.75	2.00	950.00	1.50	-	0.20	0.14	0.94	0.50
MINI PIQUE CON CARNE DE SOYA	PAPA SIN CASC	120.00	111.60	3.25	0.12	25.34	0.48	4.80	44.40	1.20	8.40	528.00	-	-	0.10	0.07	1.31	14.40
	CEBOLLA CABE	20.00	7.40	0.19	0.04	1.10	0.10	5.80	7.00	0.12	-	30.20	0.02	1.60	0.01	0.01	0.08	1.00
	PIMENTON	10.00	3.10	0.13	0.02	0.75	0.14	2.10	2.90	0.11	0.08	17.00	0.02	5.40	0.01	0.03	0.01	5.50
	ACEITE VEGETA	15.00	132.00	0.03	14.88	-	-	0.75	0.45	0.11	0.03	0.02	-	0.45	0.08	0.01	0.06	-
	TOMATE	20.00	4.00	0.20	0.06	0.84	0.16	3.00	5.60	0.20	8.80	81.60	0.05	17.20	0.01	0.03	0.11	4.00
	ARROZ	50.00	182.00	3.91	0.12	39.97	0.35	8.50	52.50	3.10	1.60	54.00	0.10	-	0.03	0.02	1.03	-
	TOTAL GENERAL	1,097.00	2,199.32	78.86	56.97	258.17	10.09	571.89	1,292.60	31.09	776.36	4,191.36	7.68	859.25	1.22	1.26	21.59	96.20

| | REQUERIMIENTO | | 2,000.00 | 65.60 | 48.70 | 242.20 | 25.00 | 1,000.00 | 570.00 | 29.40 | 1,500.00 | 4,700.00 | 9.80 | 500.00 | 1.10 | 1.10 | 14.00 | 45.00 |
| | GRADO DE ADECUACION | | 110% | 120% | 117% | 148% | 40% | 57% | 227% | 106% | 52% | 89% | 78% | 172% | 111% | 115% | 154% | 214% |

Referencia Bibliografía

1.- Peralta O. Cáncer de mama en chile y datos epidemiológicos. Rev. chil. obstet. ginecol. v.67 n.6 Santiago 2002. Scielo http://dx.doi.org/10.4067/S0717-75262002000600002

2.- Mora I, Sánchez E. Estado actual de las pacientes con cáncer de mama estadio I y II. Rev cubana Obstet Ginecol v.30 n.1 Ciudad de la Habana ene.-abr. 2004. Scielo

3.- Martínez R. Comportamiento del cáncer de mama de la mujer en el periodo climatérico. Rev cubana Obstet Ginecol v.32 n.3 Ciudad de la Habana sep.-dic. 2006. Scielo ecimed@infomed.sld.cu

4.- Atalah E., Urteaga C. Factores de riesgo de cáncer de mama en mujeres de Santiago. Rev. méd. Chile v.128 n.2 Santiago feb. 2000. Scielo. http://dx.doi.org/10.4067/S0034988720000000200002

5.- Torres L., Galván M. Dieta y cáncer de mama en Latinoamérica. Salud pública de méxico / vol. 51, suplemento 2 de 2009. Scielo. lizbeth@insp.mx

6.- American Cancer Society. Cancer Facts and Figures 2016. Atlanta, Ga: American Cancer Society; 2016. www.cancer.org

7.- Robbins y Cotran. Patologia estructural y funcional. Mama. Edición 8va, editorial Elsevier Saunders. Baecelona España 2012

8.- Cáncer de mama: una guía para pacientes - Basada en la Guía de Práctica Clínica de la ESMO – v.2013.1 www.fundacioncontraelcancer.org; www.esmo.org

9.- Red Cancernet - Descripciones de muchos tipos de cáncer y recomendaciones generales. El NCI (Instituto Nacional del Cáncer Americano). http://www.noah.cuny.edu/spcancer/nci/cancernet/sppatient.html

10.- Nutrición para la persona con cáncer durante su tratamiento contra el cáncer una guía para los pacientes y familias. 2015 Copyright American Cancer Society. www.cancer.org

11.- Compendio de patología mamaria edición 1ra 2002 secretaria de salud

https://www.gob.mx/cms/uploads/attachment/file/15141/CompendioPatologiaMamariaCNEGSR.pdf

12.-Cardenas J., Bargallo E. Consenso mexicano sobre diagnóstico y tratamiento de cáncer de mama. Edicion quinta. Editorial colina. Mexico 2013

13.- Ellison NM, Byar DP, Newell GR. «Special report on Laetrile: the NCI Laetrile Review. Results of the National Cancer Institute\'s retrospective Laetrile analysis». N. Engl. J. Med. Pag. 299 (September 1978).

14.- Dr. Javier Luna Orosco Eduardo. Cuadernos del hospital de Clínicas. Volumen 45 Suplemento I • 1999 • La paz. Bolivia reseña histórica del hospital de clínicas de la paz

15.- Mataix J. Nutrición y alimentación humana. Situación fisiológica y patológica. Tomo II. Edición segunda. Editorial Ergon. Majadahonda- Madrid- España.2009

16.- Picazo J. cáncer de mama una visión general. Facultad de Ciencias de la Salud, Universidad Anáhuac México Norte. Edición Angeles. México.2021

17.- Organización mundial de la salud. Cancer de mama. 2021. https://www.who.int/es/news-room/fact-sheets/detail/breast-cancer

18.- organización panorámica de salud. Cancer de mama. 2020 https://www.paho.org/es/temas/cancer-mama

19.- Ladino L. nutridatos. Manual de nutrición clínica, Edicion primera. Editorial health book"s. medellin Colombia 2010

19.- La atención del cáncer de Bolivia carece de un enfoque social y de respecto a la dignidad social. 2022 https://www.defensoria.gob.bo/uploads/files/informe-defensorial-vulneracion-de-derechos-por-omision-del-control-y-fiscalizacion-de-actividades-mineras-en-el-municipio-mapiri-del-departamento-de-lapaz.pdf

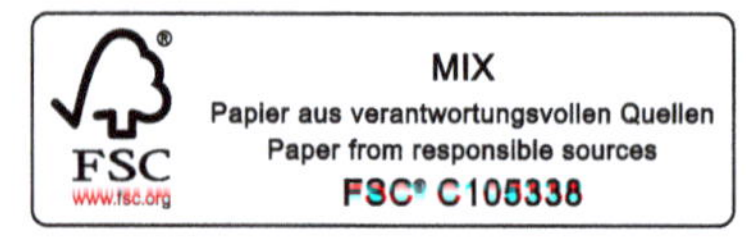

Printed by Books on Demand GmbH, Norderstedt / Germany